实用内科学与临床治疗

SHIYONG NEIKEXUE YU LINCHUANG ZHILIAO

主编 冯 宁 刘庆华 孙秀杰 邢界勇

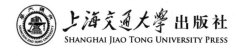

上海交通大学出版社
SHANGHAI JIAO TONG UNIVERSITY PRESS

内容提要

本书重点介绍了呼吸内科、消化内科、心内科、神经内科等常见内科疾病的病因、临床表现、诊断方法、治疗技术等内容，可作为临床内科医师进行诊疗操作的参考用书。

图书在版编目（CIP）数据

实用内科学与临床治疗 / 冯宁等主编. --上海 ：
上海交通大学出版社，2023.10
　　ISBN 978-7-313-27441-0

　　Ⅰ．①实… Ⅱ．①冯… Ⅲ．①内科－疾病－治疗
Ⅳ．①R505

　　中国版本图书馆CIP数据核字（2022）第168777号

实用内科学与临床治疗
SHIYONG NEIKEXUE YU LINCHUANG ZHILIAO

主　　编：冯　宁　刘庆华　孙秀杰　邢界勇
出版发行：上海交通大学出版社　　　　　　地　　址：上海市番禺路951号
邮政编码：200030　　　　　　　　　　　　电　　话：021-64071208
印　　制：广东虎彩云印刷有限公司
开　　本：710mm×1000mm　1/16　　　　　经　　销：全国新华书店
字　　数：208千字　　　　　　　　　　　　印　　张：12
版　　次：2023年10月第1版　　　　　　　　插　　页：2
书　　号：ISBN 978-7-313-27441-0　　　　　印　　次：2023年10月第1次印刷
定　　价：158.00元

编委会

主　编

冯　宁　刘庆华　孙秀杰　邢界勇

副主编

白　兵　车明胜　张金良

编　委（按姓氏笔画排序）

车明胜（山东省荣成市崂山街道卫生院）

白　兵（山东省济宁市鱼台县人民医院）

冯　宁（山东省淄博市中医医院）

邢界勇（山东省济南市章丘区中医医院）

刘庆华（山东省泰安市宏恩堂医药有限公司）

孙秀杰（山东省梁山县中医院）

宋媛媛（解放军第960医院）

张金良（山东省济宁市嘉祥县第二人民医院）

董　蕾（山东省菏泽市立医院）

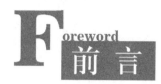

前言

随着我国社会主义市场经济和社会事业的协调发展、人民生活水平的不断提高,全社会成员对医疗服务的质量和水平提出了越来越高的要求。医务人员除了要具备基础的医疗理论知识与医疗技术操作能力,更要不断更新知识和技术以提高临床诊疗水平,从而更好地胜任临床工作。在诊疗患者的过程中,医务人员通过对每一个患者进行连续、严密的观察,从而及时准确地作出分析、判断和处理。临床内科学的诊断与治疗具有很强的实践性,伴随着基础医学和分子生物学的飞速发展,常见内科疾病的诊断方法与治疗手段也得到了不断的改善和提高。鉴于此,我们特组织多位具有丰富临床实践经验的医务人员编写了《实用内科学与临床治疗》一本。

本书根据临床需要,结合临床经验,以科学性、指导性、实用性为宗旨,对内科常见疾病及多发疾病进行了较为全面的论述,重点介绍了内科疾病的临床诊断思维以及各内科常见疾病的病因、发病机制、临床表现、诊断方法和防治手段等内容。本书条理清楚、语言精炼,知识理论与临床实际紧密结合,并结合了当前国内外临床内科学发展的新理论、新方法和新技术。本书可作为临床内科医师的参考工具书籍,亦可作为基层医务人员和医学院校学生学习参考用书。

限于本书编者的理论知识和实践经验水平,尽管大家尽心协力,但直到本书付印出版之际,仍感到有很多欠缺和不足之处,恳请广大读者批评指正,以便再版时予以改正。

《实用内科学与临床治疗》编委会
2022 年 8 月

C目录

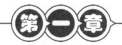

呼吸内科疾病

第一节　慢性阻塞性肺疾病

一、概述

(一)定义

慢性阻塞性肺疾病(chronic obstructive pulmonary disease,COPD)是一种以气流受限为特征的可以预防和治疗的疾病,气流受限不完全可逆,呈进行性发展,与肺部对香烟烟雾等有害气体或颗粒的异常炎症反应有关,COPD 主要累及肺脏,但也可以引起全身(或称肺外)的不良反应。

COPD 是指具有气流受限的慢性支气管炎(简称慢支)和/或肺气肿。慢支或肺气肿可单独存在,但在绝大多数情况下是合并存在,无论是单独或合并存在,只要有气流受限,均可以称为 COPD,当其合并存在时,各自所占的比重则因人而异。

慢支的定义为"慢性咳嗽、咳痰,每年至少 3 个月,连续 2 年以上,并能除外其他肺部疾病者"。

肺气肿的定义为"终末细支气管远侧气腔异常而持久的扩大,并伴有气腔壁的破坏,而无明显的纤维化"。

以上慢支和肺气肿的定义中都没有提到气流受限,而 COPD 是以气流受限为特征的疾病,因此现在国内外均逐渐以 COPD 这一名称取代具有气流受限的慢支和/或肺气肿。如果一个患者,具有 COPD 的危险因素,又有长期咳嗽、咳痰的症状,但肺功能检查正常,则只能视为 COPD 的高危对象,其中一部分患者在以后的随访过程中,可出现气流受限,但也有些患者肺功能始终正常,当其出现气流受限时,才能称为 COPD。

以往有些学者认为支气管哮喘,甚至支气管扩张都应包括在 COPD 之内,但支气管哮喘在发病机制上与 COPD 完全不同,虽然也有慢性气流受限,但其程度完全可逆或可逆性比较大,支气管扩张相对来说是一种局限性病变,二者均不应包括在 COPD 之内。

COPD 不仅累及肺,对全身也有影响,COPD 晚期常有体重下降,营养不良,骨骼肌无力,精神抑郁,由于呼吸衰竭,可并发肺源性心脏病,肺性脑病,还可伴发心肌梗死、骨质疏松等。因此 COPD 不仅是一种呼吸系统疾病,还是一种全身性疾病,在评定 COPD 的严重程度时,不仅要看肺功能,还要看全身的状况。

(二)流行病学

COPD 是呼吸系统最常见的疾病之一,据世界卫生组织(World Health Organization,WHO)调查,1990 年全球 COPD 病死率占各种疾病病死率的第 6 位,到 2020 年将上升至第 3 位,据 2003 年文献报道,亚太地区 12 国根据其流行病学调查推算,30 岁以上人群中重度 COPD 的平均患病率为 6.3%,近期对我国 7 个地区 20 245 个成年进行调查,COPD 患病率占 40 岁以上人群的 8.2%,患病率之高,十分惊人。另外流行病学调查还表明 COPD 患病率在吸烟者、戒烟者中比不吸烟者明显高,男性比女性高,40 岁以上者比 40 岁以下者明显高。

二、病因、病理

(一)病因

COPD 的病因至今仍不十分清楚,但已知与某些危险因素有关,吸烟是最主要的危险因素,但吸烟者中也只有 15%～20% 发生 COPD,因此个体的易感性也是重要原因,环境因素与个体的易感因素相结合导致发病。

1.环境因素

(1)吸烟:已知吸烟为 COPD 最主要的危险因素,大多数患者均有吸烟史,吸烟数量愈大,年限愈长,则发病率愈高。被动吸烟能够增加吸入有害气体和颗粒的总量,也可以导致 COPD 的发生。

(2)职业性粉尘和化学物质:包括有机或无机粉尘,化学物质和烟雾,如二氧化硅、煤尘、棉尘、盐酸、硫酸、氯气。

(3)室内空气污染:用生物燃料如木材、畜粪等或煤炭做饭或取暖,通风不良,在不发达国家,是不吸烟而发生 COPD 的重要原因。

(4)室外空气污染:在城市里汽车、工厂排放的废气,如一氧化氮、二氧化氮、二氧化硫、二氧化碳，其他如臭氧等，在 COPD 的发生上，作为独立的因素，可能起的作用较小，但可以引起 COPD 的急性加重。

2.易感性

易感性包括易感基因和后天获得的易感性。

(1)易感基因：比较明确的是表达先天性 α_1-抗胰蛋白酶缺乏的基因，是 COPD 的一个致病原因，但这种病在我国还未见报道，有报道 COPD 在一个家庭中多发，但迄今尚未发现明确的基因，COPD 的表型较多，很可能是一种多基因疾病，流行病学调查发现吸烟者与早期慢支患者，其 FEV_1 逐年下降率与气道反应性有关，气道反应性高者，其 FEV_1 下降率加速，因此认为气道高反应性也是 COPD 发病的危险因素。某些研究资料表明气道高反应性与基因有关，总之基因与 COPD 的关系，尚待深入研究。

(2)出生低体重：学龄儿童调查发现出生低体重者肺功能较差，这些儿童以后若吸烟，可能是 COPD 的一个易感因素。

(3)儿童时期下呼吸道感染：许多调查报告表明儿童时期下呼吸道感染与成年后 COPD 的发病有关，如果这些患病的儿童以后吸烟，则 COPD 的发病率显著增加，如果不吸烟，则对 COPD 的发生无明显影响，上述结果提示儿童时期下呼吸道感染可能是吸烟者发生 COPD 的易感因素，因儿童时期肺组织尚在发育，下呼吸道感染对肺组织的结构与功能均会发生不利影响，如果再吸烟，气道就更容易受到损害而发生 COPD，这种因果关系尚有待今后更多的研究资料证实。

(4)气道高反应性：气道高反应性是 COPD 的一个危险因素。气道高反应性除与基因有关外也可以是后天获得，继发于环境因素，如氧化应激反应，可使气道反应性增高。

(二)病理

1.病理变化

COPD 特征性的病理变化见于中央气道、周围气道、肺实质和肺血管，存在着慢性炎症，在普通的吸烟者，也可以看到这种慢性炎症，是对吸入的有害物质的正常防御反应，但在 COPD 患者，这种炎症反应被放大而且持久，这种异常的炎症反应可能是由易感基因决定的。COPD 在不同的部位，有不同的炎症细胞，气道腔内中性粒细胞增多，气道腔、气道壁、肺实质巨噬细胞增加，气道壁和肺实质 $CD8^+$ T 淋巴细胞增加，反复的组织损伤和修复导致气道结构的重塑和狭窄。

(1)中央气道(气管和内径＞2 mm 的支气管)。①炎症细胞：↑巨噬细胞，

↑CD8$^+$(细胞毒)T细胞,↑气腔内中性粒细胞。②结构变化:↑杯状细胞,黏膜下腺体增大(二者致黏液分泌增多),上皮鳞状化生。

(2)周围气道(细支气管内径<2 mm)。①炎症细胞:↑巨噬细胞,↑T细胞(CD8$^+$>CD4$^+$),B细胞,淋巴滤泡,↑成纤维细胞,↑气腔内中性粒细胞。②结构变化:气道壁增厚,支气管壁纤维化,腔内炎性渗出,气道狭窄(阻塞性细支气管炎)炎性反应和渗出随病情加重而加重。

(3)肺实质(呼吸性细支气管和肺泡)。①炎症细胞:↑巨噬细胞,↑CD8$^+$T细胞,↑肺泡腔内中性粒细胞。②结构变化:肺泡壁破坏,上皮细胞和内皮细胞凋亡。

(4)肺血管。①炎症细胞:↑巨噬细胞,↑T细胞。②结构变化:内膜增厚,内皮细胞功能不全。↑平滑肌→肺动脉高压。

2.病理分类

各类型肺气肿如图1-1所示。

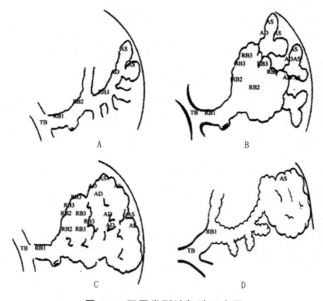

图1-1 不同类型肺气肿示意图

A.正常肺小叶;B.小叶中心型肺气肿:呼吸性细支气管破坏融合,肺泡导管肺泡囊正常;C.全小叶型肺气肿:终末细支气管远端气腔全部破坏、融合扩大;D.隔旁肺气肿:小叶周围的肺泡腔破坏融合,靠近胸膜。TB:终末细支气管,RB1~3:呼吸性细支气管,AD:肺泡导管,AS:肺泡囊

(1)小叶中心型肺气肿:呼吸性细支气管的破坏和扩张,常见于吸烟者和肺上部(图1-1B)。

（2）全小叶型肺气肿：肺泡囊与呼吸性细支气管的破坏和融合，常见于先天性 α_1-抗胰蛋白酶缺乏者，也可见于吸烟者（图1-1C）。

（3）隔旁肺气肿：为小叶远端肺泡导管、肺泡囊、肺泡的破坏与融合，位于肺内叶间隔或靠近胸壁的胸膜旁，常与以上两种肺气肿并存（图1-1D）。

（4）肺大疱：肺气肿可伴有肺大疱，为直径＞1 cm的扩张的肺气肿气腔。肺气肿应与其他肺泡过度充气相鉴别，支气管哮喘由于支气管痉挛狭窄，远端肺泡腔残气增加，肺泡扩张，但并无肺泡壁的破坏，并非肺气肿。

（5）代偿性肺气肿也是正常的肺泡过度扩张，不同于COPD中的肺气肿。

（6）老年性肺气肿，部分老年患者也可见到肺泡腔扩张，肺容量增加，主要是肺泡壁的弹性组织退行性变，肺泡弹性降低所致，并无肺泡壁的破坏，也无明显的症状。

三、发病机制

近年来对COPD的研究已有了很大进展，但对其发病机制至今尚不完全明了。

（一）气道炎症

香烟的烟雾与大气中的有害物质能激活气道内的肺泡巨噬细胞，巨噬细胞处在COPD慢性炎症的关键位置，它被激活后释放各种细胞因子，包括白介素-8（IL-8）、肿瘤坏死因子-α（TNF-α）、干扰素诱导性蛋白-10（IP-10）、单核细胞趋化肽-1（MCP-1）与白三烯 B_4（LTB_4）。IL-8 与 LTB_4 是中性粒细胞的趋化因子，MCP-1 是巨噬细胞的趋化因子，IP-10 是 $CD8^+$ T 细胞的趋化因子，这些炎症细胞被募集至气道后，在其与组织细胞相互作用下，发生了慢性炎症。TNF-α 能上调血管内皮细胞间黏附分子-1（ICAM-1）的表达，使中性粒细胞黏附于血管壁并移行至血管外并向气道内聚集，巨噬细胞与中性粒细胞释放的弹性蛋白酶与TNF-α均能损伤气道上皮细胞，使其释放更多的 IL-8，进一步加剧了气道炎症，蛋白酶还可刺激黏液腺增生肥大，使黏液分泌增多，上皮细胞损伤后脱纤毛以及免疫球蛋白受到蛋白酶的破坏，都能削弱气道的防御功能，容易继发感染，气道潜在的腺病毒感染，可以激活上皮细胞内的核因子 NF-κB 的转录，产生IL-8 与 ICAM-1，吸引更多的中性粒细胞，使炎症持久不愈，这也可以解释为何 COPD 患者在戒烟以后，病情仍持续进展。$CD8^+$ T 淋巴细胞也是重要的炎症细胞，其释放的 TNF-α、穿孔素等能使肺泡细胞溶解和凋亡，导致肺气肿。气道炎症引起的分泌物增多，使气道狭窄，炎症细胞释放的介质可引起气道平滑肌的收缩，使其增生肥厚,上皮细胞与黏膜下组织损伤后的修复过程可导致气道壁的纤维化与气道重塑,以上的病理改变共同导致阻塞性通气障碍。巨噬细胞在 COPD 炎症反应中的枢纽作用见图 1-2,小气道阻塞发生的机制见图 1-3。

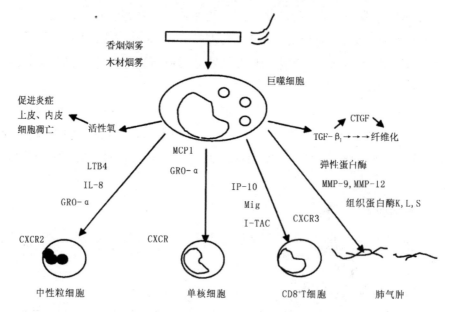

图 1-2　巨噬细胞在 COPD 炎症反应中的枢纽作用

巨噬细胞被香烟烟雾等激活后,可分泌许多炎症因子,促进了 COPD 炎症的发生,IL-8,生长相关性肿瘤基因 α(GRO-α)和白三烯 B_4(LTB$_4$)趋化中性粒细胞,巨噬细胞趋化蛋白1(MCP$_1$)趋化单核细胞,γ-干扰素诱导性蛋白(IP-10),γ-干扰素诱导性单核细胞因子(Mig)与干扰素诱导性 T 细胞 α-趋化因子(I-TAC)趋化 CD8$^+$ T 细胞。巨噬细胞释放基质金属蛋白酶(MMP)和组织蛋白酶溶解弹性蛋白并释放转化生长因子(TGF-β)和结缔组织生长因子(CTGF)导致纤维化。巨噬细胞还产生活性氧,放大炎症反应,损伤上皮和内皮细胞。CXCR:CXC 受体

(二)蛋白酶与抗蛋白酶的失平衡

香烟等有害气体与颗粒除了引起支气管、细支气管的炎症以外,还可引起肺泡的慢性炎症,肺泡腔内有多量的巨噬细胞与中性粒细胞聚集,前者可产生半胱氨酸蛋白酶与基质金属蛋白酶(matrix metallo proteinase,MMP),后者可产生丝氨酸蛋白酶与基质金属蛋白酶,它们可水解肺泡壁中的弹性蛋白与胶原蛋白,使肺泡壁溶解破裂,许多小的肺泡腔融合成大的肺泡腔,产生肺气肿,在呼吸性细支气管,则可引起呼吸性细支气管的破坏、融合,产生小叶中心型肺气肿。

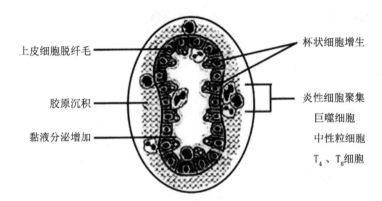

图 1-3　COPD 小气道阻塞发生机制

杯状细胞增生,气道炎症,黏液分泌增多,上皮细胞脱落纤毛,清除能力降低,胶原沉积,气道重塑

　　在正常情况下,由于抗蛋白酶的存在,可与蛋白酶保持平衡,使其不致对组织产生过度的破坏,血浆中的 α_2 巨球蛋白、α_1-抗胰蛋白酶能与中性粒细胞释放的丝氨酸蛋白酶结合而使其失去活性,此外气道的黏液细胞、上皮细胞尚可分泌低分子的分泌型白细胞蛋白酶抑制药(secretory leuco protease inhibitor, SLPI),能够抑制中性粒细胞释放的弹性蛋白酶的活性。许多组织能产生半胱氨酸蛋白酶抑制药与组织基质金属蛋白酶抑制药(tissue inhibitors of matrix metalloproteinases,TIMPs)使这两种蛋白酶失活,但在 COPD 患者,可能由于基因的多态性,影响了某些抗蛋白酶的产量或功能,使其不足以对抗蛋白酶的破坏作用而发生肺气肿(图 1-4)。

　　(三)氧化与抗氧化的不平衡

　　香烟的烟雾中含有许多活泼的氧化物,包括氮氧化物、氧自由基等,此外炎症细胞如巨噬细胞与中性粒细胞均可产生氧自由基,它们可氧化抗蛋白酶,使其失去活性,氧化物还可激活上皮细胞中的 NF-κB,促使其进入细胞核,加强了某些炎前因子的转录,如 IL-8 与 TNF-α 等,加重了气道的炎症(图 1-5)。中性粒细胞释放的活性氧还可以上调黏附分子的表达和增加气道的反应性,放大慢性炎症。

　　四、病理生理

　　COPD 的主要病理生理变化是气流受限,肺泡过度充气和通气灌注比例(V/Q)不平衡。

　　(一)气流受限

　　支气管炎症导致黏膜水肿增厚,分泌物增多,支气管痉挛,平滑肌肥厚和气管壁的纤维化使支气管狭窄,阻力增加,流速变慢。

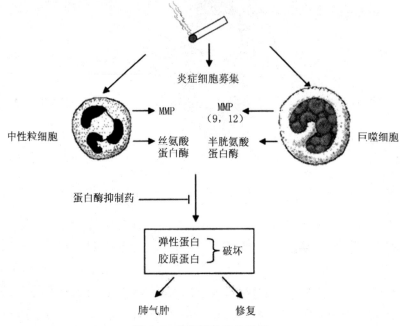

图 1-4 肺气肿的发生机制

香烟等烟雾导致炎症细胞向气道和肺泡聚集,巨噬细胞和中性粒细胞释放多种蛋白酶,而抗蛋白酶的作用减弱,二者失去平衡。细胞外基质包括弹性蛋白、胶原蛋白,受到破坏,发生肺气肿。MMP:基质金属蛋白酶

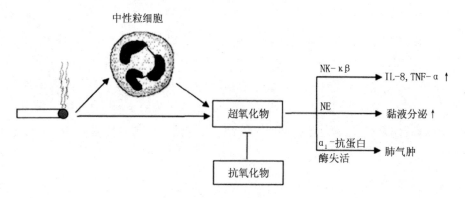

图 1-5 COPD 氧化-抗氧化失平衡

香烟烟雾与炎性细胞产生超氧化物能使上皮细胞中的 NF-κβ 激活,进入细胞核,转录 IL-8、TNF-α,中性粒细胞弹性蛋白酶(NE)可刺激黏液腺分泌,超氧化物可使 α₁-抗蛋白酶失活,有利于肺气肿的形成。

肺气肿时由于肺泡壁的弹性蛋白减少,弹性压降低,呼气时驱动压降低,故流速变慢,此外由于细支气管壁上,均有许多肺泡附着,肺泡壁的弹力纤维对其有牵拉扩张作用,当弹性蛋白减少时,扩张作用减弱,故细支气管壁萎陷,气流受限(图 1-6)。

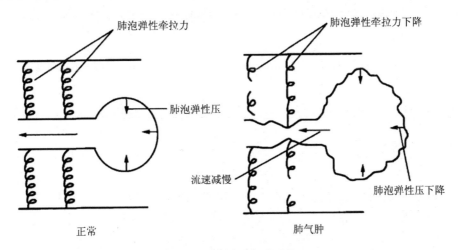

图 1-6　肺气肿时气流受限

左:正常肺泡与气道,气道壁外的弹簧表示附着在肺泡壁上的肺泡组织的弹性压力对气道壁的牵拉;右:肺气肿时,虽然肺泡容积增加,但弹性压降低,附着在气道壁外侧的肺泡由于弹性压降低,使其对气道的牵拉作用减弱,气道变窄,以上两种原因使气体流速受限。

在 COPD 患者,由于肺泡弹性压的降低,支气管阻力的增加,最大呼气流速(maximal expiratory flow rates)也明显受限(图 1-7)。

图 1-7 为最大呼气流速容积(MEFV)曲线,从肺总量(total lung capacity,TLC)位用力呼气至残气容积(residual volume,RV)位,纵坐标为流速,横坐标为肺容积,左边线为升支,代表用力呼气的前 1/3,右边线为降支,代表用力呼气的后 2/3,顶点代表用力呼气峰流速,它是用力依赖性的,呼气愈用力,则该点愈高,而在该点以后各点的最大呼气流速,则是非用力依赖性的,是在该点的肺容积情况下所得到的最大流速,即使再用力呼气,流速也不再增加,其发生的机制可以用在用力呼气时,胸腔内的气道受到的动态压迫解释(图 1-8)。

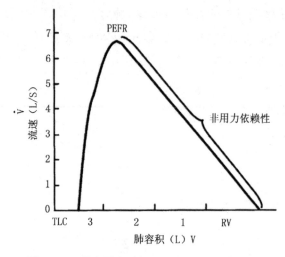

图 1-7　正常人最大呼气流速容积(MEFV)曲线

纵坐标为流速(V),横坐标为肺容积(V),曲线的顶点为呼气峰流速(peak expiratory flow rate,PEFR),是用力依赖性的,曲线下降支各点的流速为非用力依赖性的。

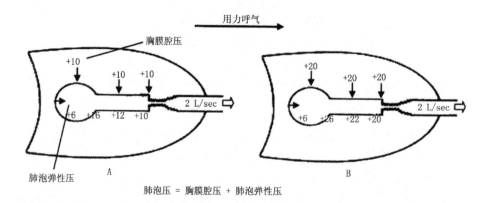

肺泡压 = 胸膜腔压 + 肺泡弹性压

图 1-8　非用力依赖部分的流速受限

A.肺泡弹性压 = 6 cmH$_2$O,开始用力呼气时,胸膜腔压 = 10 cmH$_2$O,肺泡压 = 16 cmH$_2$O。随着呼气的进行,气道内压逐渐降低,等压点为 10 cmH$_2$O,等压点下游的气道内压<气道外压,动态压迫变窄。B.呼气用力加大,胸膜腔压由 10 cmH$_2$O 增加到 20 cmH$_2$O,肺泡压由 16 cmH$_2$O 增加到 26 cmH$_2$O,气道内外的压力增加量是一样的,等压点不变,气道受压部位不变,流速没有增加

　　图 1-8A 显示在某肺容积情况下,用力呼气时的流速受限,设肺泡弹性压(Pel) = 0.59 kPa(6 cmH$_2$O),胸膜腔压(Ppl) = 0.98 kPa(10 cmH$_2$O),肺泡压(Palv) = Pel + Ppl = 1.57 kPa(16 cmH$_2$O),肺泡压为驱动压,驱动肺泡气向口腔

侧运动,形成气道内压,在肺泡压驱动流速前进的过程中,必须不断地克服气道的阻力,消耗能量。因此气道内压从肺泡侧到口腔侧,逐渐地减弱,最后气道内压等于大气压,流速停止,由于气道内压不断地减弱,胸腔内的气道必有一点,气道内外的压力达到平衡,这一点称为等压点(equal pressure point,EPP),在图 1-8A 中,等压点的压力为 0.98 kPa(10 cmH_2O),在等压点的上游(肺泡侧),气道内压大于胸膜腔压,气道不致萎陷,但在等压点的下游(口腔侧),气道内压小于胸膜腔压,因此气道萎陷,阻力增加,流速降低(动态压迫)。在用力呼气时,胸膜腔压增加,一方面增加肺泡压,同时也增加了对胸腔内气道外侧壁的压力,而且这两个压力增加的量是相等的,因此等压点不变,即使再用力,流速也不会增加,如图 1-8B 所示,胸膜腔压由 0.98 kPa(10 cmH_2O)增加到 1.96 kPa(20 cmH_2O),肺泡压由 1.57 kPa(16 cmH_2O)变为 2.55 kPa(26 cmH_2O),气道外压也由 0.98 kPa(10 cmH_2O)变为 1.96 kPa(20 cmH_2O),气道内外增加的压力量是一样的,等压点不变,流速仍然受限,应当注意,肺容积不同,等压点的位置也不同,在高肺容积时,肺泡弹性压也加大,同时对气道壁的牵拉作用也加大,因此胸腔内气道是扩张的,此时等压点在有软骨支撑的气管附近,用力呼气,气管不致萎陷,而只会增加流速,故最大呼气流速是用力依赖性的,随着呼气的进行,肺容积越来越小,肺泡弹性压也越来越低,气道的阻力越来越大,为克服气道阻力,气道内压更早地消耗变小,气道内外的压力更早地达到平衡,也就是说,等压点逐渐向肺泡侧移位,气道壁越来越缺少软骨的支撑,容易受到胸膜腔压力的压迫,使流速受限,此时最大呼气流速变为非用力依赖性的,等压点的上游,最大流速取决于肺泡弹性压与气道阻力的大小,而与用力的大小无关。正常人在用力呼气时的流速容积曲线,同样也显示,开始 1/3 是用力依赖性的,后 2/3 是非用力依赖性的,但在 COPD 患者,由于肺泡弹性压降低,气道阻力增加,等压点向上游移位,比正常人更靠近肺泡侧,常常在小气道,在用力呼气时,气道容易过早地陷闭,使 RV 加大,而且在相同肺容积情况下,其最大呼气流速比正常人为小,在 MEFV 曲线上,表现为降支呈勺状向内凹陷(图1-9)。

图 1-10 为一重度 COPD 患者(左侧)和一正常人(右侧)MEFV 曲线的比较,纵坐标为流速,横坐标为肺容积,COPD 患者的肺容积大,PEFR 明显降低,且降支明显地呈勺状向内凹陷。

(二)肺泡过度充气

在 COPD 患者常有 RV 和功能残气量(functional residual capacity,FRC)的增加,由于肺泡弹性压的降低和气道阻力的增加,呼气时间延长,在用力呼气末,肺泡气往往残留较多,因而 RV 增加,前述用力呼气时,小气道过早地陷闭,也是 RV 增加的原因,FRC 是潮气呼气末的肺容积,此时向外的胸壁弹性压和向内的肺泡弹性压保持平衡,肺气肿时,肺泡弹性压降低,向外扩张的力强,因而 FRC 增加,COPD 患者在潮气呼吸(平静呼吸)时,由于气道阻力的增加和呼吸频率的增快,呼气时间不够长,往往不足以排出过多的肺泡气,就要开始下一次吸气,因此 FRC 越来越高,这种情况称为动态性过度充气,随着 FRC 的增加,肺泡弹性压也增加,在呼气末,肺泡压可大于大气压,所增加的压力称为内源性呼气末正压(intrinsic postive end expiratory pressure,PEEPi),在下一次吸气时,胸膜腔的负压必须先抵消 PEEPi 后,才能有空气吸入,因而增加了呼吸功。

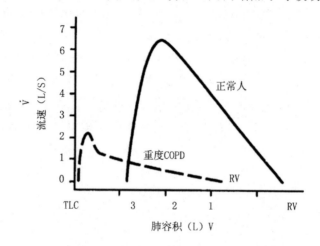

图 1-9　正常人与重度 COPD 患者的流速容积曲线

纵坐标为流速($\dot{V}$),横坐标为肺容积(V),COPD 患者 TLC 与 RV 明显增加,呼气峰流速降低,肺容积<70％FVC 时,流速明显受限,曲线的降支呈勺状凹陷

　　由于肺容积增加,横膈低平,在吸气开始时,横膈肌的肌纤维缩短,不在原始位置,因而收缩力减弱,容易发生呼吸肌疲劳。

　　由以上的病理生理可见,中重度 COPD 患者由于动态性肺泡过度充气,肺泡内源性 PEEP,吸气时对膈肌不利的几何学位置,在吸气时均会加重呼吸功,因此感到呼吸困难,特别是体力活动时,需要增加通气量,更感呼吸困难,最后导致呼吸肌疲劳和呼吸衰竭。

　　COPD 患者,呼气的时间常数延长,时间常数＝肺顺应性×气道阻力,COPD 患者常有肺顺应性与气道阻力的增加,所以时间常数延长,呼气时间常常不足以排出过多的肺泡气,使肺容积增加,肺容积过高时,肺顺应性反而降低

（图 1-10），以致呼吸功增加，肺泡通气量（alveolar ventilation，VA）减少，但若肺泡的血流灌注量更少，肺气肿区仍然是通气大于灌注，存在无效腔通气，无效腔通气是无效通气，徒然增加呼吸功。

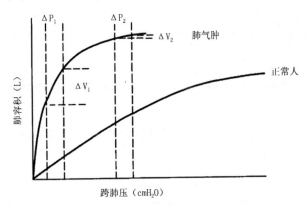

图 1-10　正常人和肺气肿时肺的压力-容积曲线

当肺容积较小时，肺气肿肺比正常人肺的顺应性（顺应性＝△V/△P）大；而当肺容积过高时，其顺应性比正常人的顺应性减小。△P：压力的改变，△V：容积的变化

（三）通气灌注比例不平衡

COPD 患者的各个肺区肺泡顺应性和气道阻力常有差异，因而时间常数也不一致，造成肺泡通气不均，有的肺泡区通气高于血流灌注（高 V/Q 区），有的肺泡区通气低于血流灌注（低 V/Q 区），高 V/Q 区有部分气体是无效腔通气，低 V/Q 区则流经肺泡的血液得不到充分的氧合，即进入左心，产生低氧血症，这种低氧血症发生的机制是由于 V/Q 比例不平衡所致。慢性低氧血症会引起肺血管收缩，血管内皮、平滑肌增生和管壁重塑与继发性红细胞增多，产生肺动脉高压和肺源性心脏病。

五、临床表现

早期患者，即使肺功能持续下降，可毫无症状，及至中晚期，出现咳嗽、咳痰、气短等症状，痰量因人而异，为白色黏液痰，合并细菌感染后则变为黏液脓性。在长期患病过程中，反复急性加重和缓解是本病的特点，病毒或细菌感染常常是急性加重的重要诱因，常发生于冬季，咯血不常见，但痰中可带血丝，如咯血量较多，则应进一步检查，以除外肺癌和支气管扩张，晚期患者气短症状常非常明显，即使是轻微的活动，都不能耐受。进行性的气短，提示肺气肿的存在。

晚期患者可见缩唇呼吸，呼气时嘴唇呈吹口哨状，以增加气道内压，使肺泡气缓慢地呼出,避免小气道过早地萎陷,以减少RV。患者常采取上身前倾,两手支撑在椅上的特殊体位,此种姿势,可固定肩胛带,使胸大肌和背阔肌活动度增加,以协助肋骨的运动。患者胸廓前后径增加,肺底下移,呈桶状胸,呼吸运动减弱,叩诊为过清音,呼吸音减弱,肺底可有少量湿啰音,如湿性啰音较多,则应考虑合并支气管扩张,肺炎,左心衰竭等。COPD在急性加重期,肺部可听到哮鸣音,表示支气管痉挛或黏膜水肿,黏液堵塞,但其程度常不如支气管哮喘那样严重而广泛。患者缺氧时,可出现发绀,如果有杵状指,则应考虑其他原因所致,如合并肺癌或支气管扩张等,因COPD或缺氧本身。并不会发生杵状指。合并肺源性心脏病时,可见颈静脉怒张,伴三尖瓣收缩期反流杂音,肝大、下肢水肿等,但水肿并不一定表示都有肺源性心脏病,因COPD呼吸衰竭伴低氧血症和高碳酸血症时,肾小球滤过率减少也可发生水肿。单纯肺源性心脏病心力衰竭时,很少有胸腔积液,如有胸腔积液则应进一步检查,以除外其他原因所致,如合并左心衰竭或肿瘤等,呼吸衰竭伴膈肌疲劳时可出现胸腹矛盾呼吸运动,即在吸气时,胸廓向外,腹部内陷,呼气时相反。并发肺性脑病时,患者可出现嗜睡,神志障碍,与严重的低氧血症和高碳酸血症有关。

COPD可分两型,即慢支型和肺气肿型。慢支型又称紫肿型,因缺氧发绀较重,常常合并肺源性心脏病,水肿明显;肺气肿型又称红喘型,因缺氧相对较轻,发绀不明显,而呼吸困难、气喘较重。大多数患者,兼具这两型的特点,但临床上以某型的表现为主,确可见到。两型的特点见表1-1。

表1-1 COPD慢支型与肺气肿型临床特点的比较

比较项目	慢支型	肺气肿型
气短	轻	重
咳痰	多	少
支气管感染	频繁	少
呼吸衰竭	反复出现	终末期表现
胸部X线	纹理增重,心脏大	肺透光度增加、肺大疱、心界小
PaO_2(mmHg)	<60	>60
$PaCO_2$(mmHg)	>50	<45
血细胞比容	高	正常
肺源性心脏病	常见	少见或终末期表现
气道阻力	高	正常至轻度
弥散能力	正常	降低

六、辅助检查

(一)胸部 X 线与 CT

慢支可见肺纹理增多;如果病变以肺气肿为主,可见肺透光度增加,肺纹理稀少,肋间隙增宽,横膈低平,有时可见肺大疱,普通 X 线对肺气肿的诊断阳性率不高,即使在中重度肺气肿,其阳性率也只有 40%。薄层(1～1.5 mm)高分辨 CT 阳性率比较高,与病理表现高度相关,CT 上可见到低密度的肺泡腔、肺大疱与肺血管减少,并可区别小叶中心型肺气肿,全小叶型肺气肿或隔旁肺气肿。胸部 X 线检查的另一重要功能在于发现其他肺疾病或心脏疾病,有助于 COPD 的鉴别诊断和并发症的诊断。

(二)肺功能检查

COPD 的特点是慢性气流受限,要证实有无气流受限,只能依靠肺功能检查,最常用的指标是第一秒用力呼气容积(forced expiratory volume in one second,FEV_1)占其预计值的百分比(FEV_1%预计值)和 FEV_1 与其用力肺活量(forced vital capacity,FVC)之比(FEV_1/FVC)。后者是检出早期 COPD 一项敏感的指标,而 FEV_1%预计值对中晚期 COPD 的检查比较可靠,因中晚期 COPD,FVC 的降低比 FEV_1 的降低可相对更多,如果以 FEV_1/FVC 作为检测指标,则其比值可以不低或高。在诊断 COPD 时,必须以使用支气管舒张药以后测定的 FEV_1 为准,FEV_1<80%预计值,和/或 FEV_1/FVC<70%可认为存在气流受限,FEV_1 值要求是使用支气管舒张药以后测定的,是为了去除可逆因素的影响,反映的是基础 FEV_1 值,如果基础值低于正常,则证明该气流受限不完全可逆。因 FEV_1 可反映大小气道功能,且其重复性好,最为常用,呼气峰流速(PEF)的重复性比 FEV_1 差,一般不常用。

中晚期 COPD 患者常有 TLC、FRC、RV 与 RV/TLC 比例的增加,但这些改变均非特异性的,不能区别慢支和肺气肿。

肺气肿时由于肺泡壁破坏,肺血管床面积减少,因此肺一氧化碳弥散量(carbon monooxide diffusing capacity of lung,DLCO)降低,降低的程度与肺气肿的严重程度大致平行,如果有 DLCO 的降低,则提示有肺气肿存在,但无 DLCO 的降低,不能排除有肺气肿,因 DLCO 不是一项敏感的指标。

肺顺应性(CL)可以用肺泡弹性压(Pel)与肺容积(V)相对应的变化表示,即 $CL=\triangle V/\triangle Pel(L/cmH_2O)$,肺气肿时,Pel 降低,CL 增加,可作为肺气肿的一个标志,但测定 Pel,需先测定胸膜腔内压,需放置食管气囊,实际工作中不易实行。

中重度 COPD 患者,常常伴有明显的气短和活动耐力的降低,但气短症状与 FEV_1、FVC 的降低常常不平行,因此许多学者认为现在 COPD 轻重程度的分级,仅根据肺功能是不全面的,还应参考呼吸困难程度(分级)、营养状况[体重指数=体重(kg)/身高^2(m^2)]、运动耐力(6 分钟步行试验)等指标,但也应指出,现在的肺功能分级,仅根据 FEV_1、FVC 的改变也是不全面的,COPD 的气短常常与肺泡的动态性过度充气,内源性 PEEP 等有关,而 FEV_1、FVC 并不是反映肺泡动态性过度充气的指标,深吸气量(inspiratory capacity,IC)=TLC-FRC,因 TLC 在短期内变化不大,IC 与 FRC 成反比,IC 能间接反映 FRC 的大小,而 FRC 代表肺泡的充气程度,当肺泡过度充气时,FRC 增加,IC 减少,过度充气改善时,FRC 减少,IC 增加,它是反映气短和活动耐力程度较好的指标,当 IC 降至 40％正常预计值以下时,常有明显的气短和活动耐力的下降,IC 的改变也可作为评价 COPD 治疗反应和预后的重要指标。

(三)动脉血气检查

测定的指标包括动脉氧分压(arterial oxygen partial pressure,PaO_2)、二氧化碳分压(arterial carbon dioxide partial pressure,$PaCO_2$)、酸碱度(pH)。平静时在海平面吸空气情况下,PaO_2＜8.0 kPa(60 mmHg),$PaCO_2$≤6.0 kPa(45 mmHg),表示 COPD 伴有 Ⅰ 型呼吸衰竭;PaO_2＜8.0 kPa(60 mmHg),$PaCO_2$＞6.7 kPa(50 mmHg),表示伴有 Ⅱ 型呼吸衰竭,pH 的正常范围为 7.35～7.45,其测定可帮助判断有无酸碱失衡。

当 PaO_2 低于正常值时,FEV_1 常在 50％预计值以下,肺源性心脏病时,FEV_1 常在 30％预计值以下,PaO_2 常在 7.3 kPa(55 mmHg)以下,慢性呼吸衰竭可导致肺源性心脏病的发生,当有肺源性心脏病的临床表现时,即使 FEV_1＞30％预计值,也提示属于第 Ⅳ 级极重度 COPD。

(四)血红蛋白检查

当 PaO_2＜7.3 kPa(55 mmHg)时,常伴有红细胞的增多与血红蛋白浓度的增加,因此血红蛋白浓度高时,提示有慢性缺氧的存在。

七、诊断与鉴别诊断

(一)诊断

COPD 是一种渐进性疾病,经过多年的发展才发生症状,因此发病年龄多在

40 岁以后,大多数患者有吸烟史或有害气体粉尘接触史,晚期患者根据其年龄、病史、症状、体征、胸部 X 线、肺功能、血气检查结果不难作出诊断,但在诊断上应注意以下几点。

(1)COPD 患者早期可无任何症状,要做到早期诊断,必须做肺功能检查,正常人自 25 岁以后,肺功能呈自然下降趋势,FEV_1 每年下降 $20\sim30$ mL,但 COPD 患者每年下降 $40\sim80$ mL,甚至更多,如果一个吸烟者经随访数年(3~4 年),FEV_1 逐年下降明显,即应认为是在向 COPD 发展,应劝患者戒烟。FEV_1/FVC 对早期 COPD 的诊断是一个较敏感的指标。在 20 世纪 70 年代至 80 年代早期,小气道功能检查曾风靡一时,如闭合容积/N 活量%(CV/VC%),50%肺活量时最大呼气流速(V50),25%肺活量时最大呼气流速(V25),Ⅲ 相斜率(AN2/L)等,当时认为这些指标的异常是早期 COPD 的表现,但经多年的观察,这些指标的异常并不能预测 COPD 的发生,而应以使用支气管舒张药后 FEV_1/FVC,FEV_1%预计值异常作为 COPD 早期诊断的指标,如果 FEV_1/FVC <70%,而 $FEV_1\geqslant80$%预计值,则是早期气流受限的指征。

(2)慢支的诊断标准是每年咳嗽、咳痰时间>3 个月,连续 2 年以上,并能除外其他心肺疾病,但这个时间标准是为做流行病学调查而人为制订的,对个体患者,要了解有无慢性气流受限及其程度,则必须做肺功能检查,如果已有肺功能异常,虽然咳嗽,咳痰时间未达到上述标准,亦应诊断为 COPD,反之,咳嗽、咳痰时间虽然达到了上述标准,但肺功能正常,亦不能诊断为 COPD,而应随访观察。

(3)COPD 患者中,绝大多数慢支与肺气肿并存,但二者的严重程度各异,肺气肿的诊断实际上是一个解剖学诊断,因根据其定义,必须有广泛的气腔壁的破坏,但在实际工作中,要求解剖诊断是不可能的,而慢支与肺气肿都可引起慢性气流受限,二者在肺功能上较难区别,如果 DLCO 减少,肺顺应性增加,则有助于肺气肿的诊断,胸部薄层高分辨率 CT 对肺气肿的诊断也有帮助。但应注意吸烟者中有相当一部分人胸部高分辨率 CT 可见肺气肿的影像,只有在肺功能检查时出现气流受限,才能诊断为 COPD。

(4)COPD 轻重程度肺功能的分级(表 1-2)。

(5)COPD 发展过程中,根据病情可分为急性加重期和稳定期。急性加重期是指患者在其自然病程中咳嗽、咳痰、气短急性加重,超越了平常日与日间的变化,需要改变经常性治疗者。急性加重的诱因,主要是支气管病毒或细菌的感染和空气污染,但也有 1/3 原因不明,急性加重时,痰量增加,变为脓性或黏液脓性,肺部可出现哮鸣音或伴发热等,合并肺炎时,虽然也可诱发急性加重,但肺炎本身并不属于急性加重的范畴;稳定期患者咳嗽、咳痰、气短等症状稳定或症状轻微。

表 1-2　COPD 轻重程度肺功能的分级(FEV$_1$:吸入支气管舒张药后值)

级别	肺功能
Ⅰ级(轻度)	FEV$_1$/FVC<70%,FEV$_1$≥80%预计值
Ⅱ级(中度)	FEV$_1$/FVC<70%,50%≤FEV$_1$<80%预计值
Ⅲ级(重度)	FEV$_1$/FVC<70%,30%≤FEV$_1$<50%预计值
Ⅳ级(极重度)	FEV$_1$/FVC<70%,FEV$_1$<30%预计值或30%≤FEV$_1$<50%预计值,伴有慢性呼吸衰竭

(6)晚期支气管哮喘和支气管扩张患者,肺功能可类似 COPD,不应诊断为 COPD,但可合并有 COPD。在诊断 COPD 时必须除外其他可能引起气流受限的疾病。

(二)鉴别诊断

COPD 应注意与支气管扩张、肺结核、支气管哮喘、特发性间质性肺炎等鉴别。前二者根据其临床表现和胸部 X 线不难鉴别,而 COPD 与支气管哮喘的鉴别有时比较困难,二者均有 FEV$_1$ 的降低,通常是以慢性气流受限的可逆程度协助诊断,具体方法如下。

支气管舒张试验:①试验时患者应处于临床稳定期,无呼吸道感染。试验前6 小时、12 小时分别停用短效与长效 β_2 受体激动药,试验前 24 小时停用茶碱制剂。②试验前休息 15 分钟,然后测定 FEV$_1$ 共3 次,取其最高值,吸入沙丁胺醇,或特布他林 2～4 喷,10～15 分钟后再测定 FEV$_1$3 次,取其最高值。③计算FEV$_1$ 改善值,如果,且 FEV$_1$ 绝对值在吸药后增加 200 mL 以上,为支气管舒张试验阳性,表示气流受限可逆性较大,支持支气管哮喘的诊断;如吸药后 FEV$_1$ 改善率<15%则支持 COPD 的诊断。本试验在吸药后 FEV$_1$ 改善率愈大,则对阳性的判断可靠性愈大,如果吸药后 FEV$_1$ 绝对值的改善>400 mL,则更有意义。

因有 10%～20%的 COPD 患者支气管舒张试验也可出现阳性,故单纯根据这一项检查来鉴别是哮喘或 COPD 是不可取的,还应结合临床表现,综合判断才比较可靠。

在临床工作中经常遇到的是关于慢性喘息型支气管炎(慢喘支)的鉴别诊断问题,慢喘支与支气管哮喘很难区别,所谓慢喘支可能包括两种情况,一种是

COPD 合并了支气管哮喘,另一种是 COPD 急性加重期时,肺部出现了哮鸣音。如果一个 COPD 患者,出现了典型的支气管哮喘症状,如接触某些变应原或刺激性气体后,肺部出现广泛的哮鸣音,过敏性体质,皮肤变应原试验阳性,支气管舒张试验阳性,对皮质激素治疗反应良好,则应诊断为 COPD 合并支气管哮喘。哮鸣音并非支气管哮喘所独有,某些 COPD 患者在急性加重时亦可出现哮鸣音,如果不具备以上哮喘发作的特点,则不应诊断为 COPD 合并哮喘,而应诊断为单纯的 COPD。慢性喘息型支气管炎这一名词以不用为宜,因应用这一名词,容易与 COPD 合并支气管哮喘发生混淆。

COPD 还应与特发性间质性肺炎相鉴别,因二者均有慢性咳嗽,气短等症状,后者胸部 X 线上的网状纹理容易误认为是慢支,但如果注意到其他特点则不难鉴别,COPD 的肺容积增加而特发性间质性肺炎肺容积减小,前者肺功能为阻塞性通气障碍而后者为限制性通气障碍,胸部高分辨率 CT 更容易将二者区别开来。应当注意的是 COPD 合并特发性间质性肺炎或其他限制性肺疾病时,其肺功能则兼具阻塞性通气障碍和限制性通气障碍的特点,因二者 FEV_1、FVC 都可以降低,此时诊断阻塞性通气障碍主要是根据 FEV_1/FVC 的降低,而限制性通气障碍主要是根据 TLC 的减少。

八、治疗

其治疗为:①缓解症状;②预防疾病进展;③改善活动的耐受性;④改善全身状况;⑤预防治疗并发症;⑥预防治疗急性加重;⑦降低病死率。

(一)稳定期的治疗

1.戒烟

COPD 与吸烟的关系十分密切,应尽一切努力劝患者戒烟,戒烟以后,咳嗽、咳痰可有很大程度的好转,对已有肺功能损害的患者,即使肺功能不能逆转,但戒烟后也可以明显延缓病情的发展,提高生存率,对每一个 COPD 患者,劝其戒烟是医师应尽的职责,也是一项重要的治疗,据调查经医师 3 分钟的谈话,可使 5%～10% 的患者终身戒烟,其效果是可观的。

2.预防治疗感染

病毒与细菌感染常是病情加重的诱因,因寄生于 COPD 患者下呼吸道的细菌经常为肺炎链球菌与流感嗜血杆菌,如痰色变黄,提示细菌感染,可选用阿莫西林、阿莫西林/棒酸、头孢克洛、头孢呋辛等,重症患者可根据痰培养结果,给予抗生素治疗。为预防流感与肺炎,可行流感疫苗与肺炎链球菌疫苗的预防注射,流感疫苗能减少 COPD 的重症和病死率 50% 左右,效果显著;肺炎链球菌疫苗可减少肺炎的发生,对 65 岁以上的老年人或肺功能较差者推荐应用。

3.排痰

COPD 患者的咳嗽是因痰多引起,因此应助其排痰而不是单纯镇咳,有些患者痰液黏稠,不易咳出,不仅影响通气功能,还会增加感染机会,可口服沐舒坦、氯化铵或中药祛痰药等,也可超声雾化吸入,注意补充液体,入量过少则会使痰液干燥黏稠,不易咳出。

4.抗胆碱能药物

COPD 患者的迷走神经张力较高,而支气管基础口径是由迷走神经张力决定的,迷走神经张力愈高,则支气管基础口径愈窄。此外各种刺激,均能刺激迷走神经末梢,反射性地引起支气管痉挛,抗胆碱能药物可与迷走神经末梢释放的乙酰胆碱竞争性地与平滑肌细胞表面的胆碱能受体相结合,因而可阻断乙酰胆碱所致的支气管平滑肌收缩,对 COPD 患者有舒张支气管的作用,并可与 β_2 受体激动药合用,比单一制剂作用更强。

抗胆碱能药物吸入剂有溴化异丙托品,它是阿托品的四胺衍生物,难溶于脂质,因此与阿托品不同,经呼吸道或胃肠道黏膜吸收的量很少,从而可避免吸入后类似阿托品的一些不良反应。用定量吸入器(MDI)每天喷 3～4 次,每次 2 喷,每喷 20 μg,必要时每次可喷 40～80 μg,水溶液用雾化器雾化吸入,每次剂量可用 0.025% 水溶液 2 mL(0.5 mg),用生理盐水 1 mL 稀释,吸入后起效时间为 5 分钟,30～60 分钟达高峰,维持 4～6 小时,由于此药不良反应较少,可长期吸入,但溴化异丙托品的作用时间短,疗效也不是很理想。

新近研制的长效抗胆碱能药噻托溴铵,一次吸入后,其作用＞24 小时。胆碱能的受体为毒蕈碱受体,在人体主要有 M_1、M_2、M_3 3 种亚型,M_1 存在于副交感神经节,能介导乙酰胆碱的传递,M_3 分布在气道平滑肌细胞上,可能还分布在黏膜下腺体细胞上,能介导乙酰胆碱的作用,故 M_1、M_3 能促进气道平滑肌收缩和黏液腺分泌,M_2 分布在胆碱能神经末梢上,能反馈性地抑制乙酰胆碱的释放,故能部分地抵消 M_1、M_3 的作用。噻托溴铵能够竞争性地阻断乙酰胆碱与以上受体的结合,其对 M_1、M_3 的亲和力,比溴化异丙托晶强 10 倍,而其解离速度则慢 100 倍,对 M_2 的亲和力,虽然噻托溴铵也比溴化异丙托品强 10 倍,但二者与 M_2 的解离速度都比与 M_1、M_3 的解离速度快得多,因此噻托溴铵对 M 受体具有选择性,对乙酰胆碱的阻断作用比溴化异丙托品强而且持久,每天吸入 18 μg,作用持续＞24 小时,能够有效地舒张支气管,减少肺泡动态性过度充气,缓解呼困难,其治疗作用 6 周达到高峰,能够减少 COPD 的急性加重和住院率。噻托溴铵的缺点是起效时间稍慢,约为 30 分钟,吸入后 3 小时作用达高峰,因此在急性加重期,不宜于单独用药,其口干的不良反应较溴化异丙托品常见,但并不严重,多数患者可以耐受。

5.β_2 受体激动药

其能舒张支气管,并有刺激支气管上皮细胞纤毛运动以利排痰的作用,可以预防各种刺激引起的支气管痉挛。常用的气雾剂有沙丁胺醇、特布他林等。前者每次吸入 $100\sim200~\mu g$(即喷吸 1~2 次),每天 3~4 次,后者每次吸入 $250\sim500~\mu g$,每天 3~4 次,吸入后起效时间为 5 分钟,1 小时作用达高峰,维持 4~6 小时。

6.氨茶碱

其有舒张支气管,加强支气管上皮细胞纤毛运动,改善膈肌收缩力的作用,根据病情缓急,可口服或静脉滴注,但后者可使心率增快,宜慎用,目前有长效茶碱控释片,每天 2 次,一次 1 片,可维持疗效 24 小时。茶碱血浓度监测对估计疗效和不良反应有一定意义,>5 mg/L 即有治疗作用,>15 mg/L 时,不良反应明显增加。

7.糖皮质激素

长期吸入皮质激素并不能改变 COPD 患者 FEV_1 下降的趋势,但对 FEV_1 <50% 预计值并有症状和反复发生急性加重的 COPD 患者,规则地每天吸入布地奈德/福莫特罗,或沙美特罗/氟地卡松联合制剂可减少急性加重的发作。前者干粉每吸的剂量为 $160~\mu g/4.5~\mu g$,后者干粉每吸的剂量为 $50~\mu g/250~\mu g$,每次1~2 吸,每天 2 次。

8.氧疗

氧疗的指征为:①$PaO_2 \leqslant 7.3$ kPa(55 mmHg)或动脉血氧饱和度(SaO_2)$\leqslant 88\%$,有或无高碳酸血症;②$PaO_2 7.3\sim8.0$ kPa($55\sim60$ mmHg),或 SaO_2 <89%,并有肺动脉高压、心力衰竭水肿或红细胞增多症(血细胞比容>55%)。COPD 呼吸衰竭患者除低氧血症外,常伴有二氧化碳潴留,吸入氧浓度(FiO_2)过高,会加重二氧化碳潴留,对呼吸衰竭患者应控制性给氧,氧流量1~2 L/min。呼吸衰竭患者最大的威胁为低氧血症,因会造成脑缺氧的不可逆性损害,因此对 COPD 合并明显的低氧血症患者,应首先给氧,但氧疗的目标是在静息状态下,将 PaO_2 提高到 $8.0\sim10.0$ kPa($60\sim75$ mmHg),或使 SaO_2 升至 90%~92%,如果要求更高,则需加大 FiO_2,容易发生二氧化碳麻醉。

对 COPD 所致的慢性低氧血症患者,使用长期的家庭氧疗,每天吸氧≥15 小时,生存率有所改善。长期吸氧可以缓解患者的呼吸困难,改善生活质量,树立生活信心,对肺源性心脏病患者可以降低肺动脉压,改善心功能,因此应作为一个重要的治疗手段。

9.强心药与血管扩张药

对肺源性心脏病患者除伴有左心衰竭或室上性快速心律失常需用洋地黄外,一般不宜用,因缺氧时容易发生洋地黄中毒,对肺源性心脏病的治疗主要依靠纠正低氧血症和高碳酸血症,改善通气,控制感染,适当利尿等。近年来使用血管扩张药以降低肺动脉压的报道很多,其目的是减少右心室的后负荷,增加心排血量,改善氧合和组织的供氧,但使用血管扩张药后,有些患者的 PaO_2 反而下降,因 COPD 患者缺氧的主要原因,是肺内的 V/Q 比例不平衡,低 V/Q 区因为流经肺泡的血液不能充分氧合,势必降低 PaO_2,出于机体的自我保护机制,低 V/Q 区的供血小动脉发生反射性痉挛,以维持 V/Q 比例的平衡,使用血管扩张药后,低 V/Q 区的供血增加,又恢复了 V/Q 比例的不平衡,故 PaO_2 下降,而这部分增加的供血,则是由正常 V/Q 区或高 V/Q 区转来,使这两个区域的 V>Q,增加了无效腔通气,使 $PaCO_2$ 增加。一氧化碳吸入是选择性肺血管扩张药,但对 COPD 的缺氧治疗同样无效,还会增加 V/Q 比例的不平衡,而对急性呼吸窘迫综合征(ARDS)治疗有效,是因后者的缺氧机制是肺内分流,而前者的缺氧机制是 V/Q 比例不平衡,故吸入一氧化碳对 COPD 不宜。

10.肺减容手术(lung volume reduction surgery,LVRS)

对非均匀性肺气肿,上叶肺气肿较重而活动耐力下降的患者,切除过度扩张的部分,保留较轻的部分,可以减少 TLC、FRC,改善肺的弹性压与呼吸肌功能,改善生活质量,但由于费用昂贵,又是一种姑息手术,只能有选择地用于某些患者。

11.肺移植

对晚期 COPD 患者,经过适当的选择,肺移植可改善肺功能和生活质量,但肺移植的并发症多,成功率低,费用高,目前很难推广。

12.呼吸锻炼

对 COPD 患者应鼓励其做缓慢的深吸气深呼气运动,胸腹动作要协调,深呼气时要缩唇,以增加呼气时的阻力,防止气道萎陷,每天要有适合于自身体力的运动,以增加活动的耐力。

13.营养支持

重度 COPD 患者常有营养不良表现,可影响呼吸肌功能和呼吸道的防御功能,因此饮食中应含足够的热量和营养成分,接受呼吸机治疗的 COPD 患者,如果输入碳水化合物过多,会加重高碳酸血症,但对非呼吸机治疗患者则不必过多地限制碳水化合物,因减少碳水化合物,必然要增加脂肪含量,会引起患者厌食,营养支持是否能减少重症的发作和病死率,尚有待进一步的研究。

总之,稳定期 COPD 的治疗应根据病情而异,其分级治疗,表 1-3 可供参考。

表 1-3　稳定期 COPD 患者的推荐治疗

分期	特征	治疗方案
Ⅰ级(轻度)	$FEV_1/FVC<70\%$,$FEV_1\geqslant80\%$预计值	避免危险因素;接种流感疫苗;按需使用支气管扩张药
Ⅱ级(中度)	$FEV_1/FVC<70\%$,$50\%\leqslant FEV_1<80\%$预计值	在上一级治疗的基础上,规律应用一种或多种长效支气管扩张药,康复治疗
Ⅲ级(重度)	$FEV_1/FVC<70\%$,$30\%\leqslant FEV_1<50\%$预计值	在上一级治疗的基础上,反复急性发作,可吸入糖皮质激素
Ⅳ级(极重度)	$FEV_1/FVC<70\%$,$FEV_1<30\%$预计值或$30\%\leqslant FEV_1<50\%$预计值,伴有慢性呼吸衰竭	在上一级治疗的基础上,如有呼吸衰竭,长期氧疗,可考虑外科治疗

(二)急性加重期的治疗

(1)重症患者应测动脉血气,如果 pH 失代偿,说明患者的病情是近期内加重,肾脏还未来得及代偿。应当详细了解过去急性加重的诱因、频率和治疗情况,稳定期和加重期的血气情况,以作为此次治疗的参考。

(2)去除诱因。COPD 急性加重的诱因常见的有呼吸道感染(病毒或细菌)、空气污染,其他如使用镇静药、吸氧浓度过高或其他并发症,也可使病情加重,其中吸氧浓度过高,可抑制呼吸,$PaCO_2$ 上升,以致发生神志障碍,甚为常见,必须仔细询问病史。当 $PaCO_2$ 在 12.0 kPa(90 mmHg)以上,又有吸氧史,常常提示吸氧浓度过高,应采用控制性给氧。肺源性心脏病患者因使用利尿药或皮质激素,均容易造成低钾、低氯性代谢性碱中毒,代谢性碱中毒可抑制呼吸,脑血管收缩和氧解离曲线左移,加重缺氧,去除诱因后,病情自然会有所好转。其他肺炎、肺血栓栓塞、左心衰竭、自发性气胸等所产生的症状也很类似 COPD 急性加重,必须仔细鉴别,予以相应的治疗。

(3)低流量氧吸入,每分钟氧流量不大于 2 L,氧疗的目标是保持 PaO_2 在

8.0～10.0 kPa(60～75 mmHg),或 $SaO_2$90%～92%,吸氧后 30～60 分钟应再测血气,如果 PaO_2 上升且 pH 下降不明显,或病情好转,说明给氧适当,如果 PaO_2>10.0 kPa(75 mmHg),就有可能加重二氧化碳潴留和酸中毒。

(4)重症患者可经雾化器吸入支气管舒张药,0.025%溴化异丙托品水溶液 2 mL(0.5 mg)加生理盐水 1 mL 和/或 0.5%沙丁胺醇 0.5 mL 加生理盐水 2 mL 吸入,4～6 小时一次,雾化器的气源应使用压缩空气,而避免用氧气,因使用雾化器时,气源的流量近 5～7 L/min,可使 $PaCO_2$ 急剧升高,但在用雾化器时,应同时给予低流量氧吸入。在急性加重期也可联合糖皮质激素和 β_2 受体激动药治疗,或短效支气管舒张药,加用噻托溴铵。

(5)酌情静脉滴注氨茶碱 500～750 mg/d,速度宜慢,在可能条件下应动态监测氨茶碱血清浓度,使其保持在 10～15 μg/mL。

(6)应用广谱抗生素和祛痰药。

(7)如无糖尿病、溃疡、高血压等禁忌证,可口服泼尼松 30～40 mg/d,或静脉滴注其他相当剂量的糖皮质激素,共 7～10 天。延长疗程并不会增加疗效,反而增加不良反应。

(8)如有肺源性心脏病心力衰竭体征,可适当应用利尿药。

(9)机械通气治疗。目的是通过机械通气,支持生命,降低病死率,缓解症状,同时争取时间,通过药物等其他治疗使病情得到逆转。机械通气包括有创或无创,近年来通过随机对照研究,证明无创通气治疗急性呼吸衰竭的成功率,能达 80%～85%,能够降低 $PaCO_2$,改善呼吸性酸中毒,减少呼吸频率和呼吸困难,缩短住院时间,因为减少了插管有创通气,避免了并发症,也就降低了病死率,但无创通气并非适合所有患者,其适应证和禁忌证见表 1-4。有创性机械通气的适应证见表 1-5。

表 1-4　无创性正压通气在 COPD 加重期的应用指征

适应证(至少符合其中两项)
中至重度呼吸困难,伴辅助呼吸肌参与呼吸并出现胸腹矛盾呼吸运动
中至重度酸中毒(pH7.30～7.35)和高碳酸血症($PaCO_2$ 6.0～8.0 kPa/45～60 mmHg)
呼吸频率>25/min
禁忌证(符合下列条件之一)
呼吸抑制或停止
心血管系统功能不稳定(低血压,心律失常,心肌梗死)
嗜睡、意识障碍或不合作者

续表

易误吸者(吞咽反射异常,严重上消化道出血)
痰液黏稠或有大量气道分泌物
近期曾行面部或胃食管手术
头面部外伤,固有的鼻咽部异常
极度肥胖
严重的胃肠胀气

表 1-5 有创性机械通气在 COPD 加重期的应用指征

严重呼吸困难,辅助呼吸肌参与呼吸,并出现胸腹矛盾呼吸运动
呼吸频率>35/min
危及生命的低氧血症(PaO_2<5.3 kPa/40 mmHg 或 PaO_2/FiO_2<26.7 kPa/200 mmHg)
严重的呼吸性酸中毒(pH<7.25)及高碳酸血症
呼吸抑制或停止
嗜睡、意识障碍
严重心血管系统并发症(低血压、休克、心力衰竭)
其他并发症(代谢紊乱、脓毒血症、肺炎、肺血栓栓塞、气压伤、大量胸腔积液)
无创性正压通气治疗失败或存在无创性正压通气的使用禁忌证

机械通气的目标是使 PaO_2 维持在 8.0～10.0 kPa(60～75 mmHg),或 SaO_2 90%～92%,$PaCO_2$ 也不必降至正常范围,而是使其恢复至稳定期水平, pH 保持正常即可,如果要使 $PaCO_2$ 降至正常,则会增加脱机的困难,同时 $PaCO_2$ 下降过快,肾脏没有足够的时间代偿,排出体内过多的 HCO_3 由呼吸性酸中毒转为代谢性碱中毒,对机体极为不利。

(10)呼吸兴奋药。COPD 呼吸衰竭急性加重期患者,是否应使用呼吸兴奋药,尚有不同意见,呼吸衰竭患者大多有呼吸中枢兴奋性增高,对这类患者使用呼吸兴奋药,徒然增加全身的氧耗,弊多利少。

(三)预后

影响预后的因素很多,但据观察,与预后关系最为密切的是患者的年龄与初始 FEV_1 值,年龄愈大、初始 FEV_1 值愈低,则预后愈差,长期家庭氧疗已被证明可改善预后。COPD 的预后,在个体间的差异较大,因此对一个具体患者,预言其生存时间的长短是不明智的。

第二节　急性呼吸窘迫综合征

一、病因及发病机制

急性呼吸窘迫综合征(acute respiratory distress syndrome,ARDS),是患者原来心肺功能正常,由肺外或肺内造成的急性肺损伤(acute lung injury,ALI)引起的以急性呼吸窘迫和严重低氧血症为主要表现的一种急性呼吸衰竭,是至今发病率、病死率均极高的危重症,共同的病理变化有肺血管内皮和肺泡的损害、透明膜形成、顺应性降低、肺微血管阻塞和栓塞、肺间质水肿及后继其他病变。ALI 为一个急性发作的炎症综合征,ARDS 是病程中最严重的阶段,所有 ARDS 的患者均有 ALI,但 ALI 的患者就不一定是 ARDS。1967 年 Ashbaugh 等首先报道 12 例表现为呼吸窘迫、严重低氧血症为特征的"成人呼吸窘迫综合征(adult respiratory distress syndrome,ARDS)",以后世界各地对 ARDS 进行了大量的实验和临床研究。1992 年,在西班牙巴塞罗那召开的 ARDS 欧美联席专题讨论会上,提出此病症可发生于各年龄组的人群,提出 ARDS 的"A"由成人(adult)改为急性(acute)。本病发病急骤,发展迅猛,病情进展后可危及患者生命,病死率高达 50% 以上,常死于多脏器功能衰竭(MOF),故必须及时处理。

本病的诱发因素很多,发病机制尚未充分了解。

(一)病因

(1)严重感染:包括肺部及肺外的细菌、病毒、真菌等所致的感染,感染灶所产生的各种有害物质,如内毒素、5-羟色胺、溶酶体、凝血酶及激肽系统的激活产物直接破坏毛细血管壁或形成微血栓等,造成肺组织破坏。

(2)严重创伤。①肺内损伤:如肺挫伤、呼吸道烧伤、侵蚀性烟尘有毒气体的吸入、胃内容物的误吸、溺水、肺冲击伤、放射性肺炎、氧中毒等;②肺外损伤:大面积烧伤或创伤,特别是并发休克和/或感染者可诱发 ARDS;③大手术后:如体外循环术后、大血管手术或其他大手术后可发生 ARDS。

(3)休克:休克时由于肺循环血量不足、酸中毒及产生的血管活性物质,如组织胺、5-羟色胺、缓激肽、儿茶酚胺、细菌毒素等作用于血管壁,可增加其通透性,损伤肺泡Ⅱ型细胞,影响肺泡表面活性物质的形成,从而导致肺顺应性减退、肺泡萎缩和肺不张。

（4）肺循环栓塞：输血中微小凝块、库血中变性血小板、蛋白质沉淀物等易沉积于肺毛细血管中，形成肺栓塞。骨折后易发生肺循环脂肪栓塞，及 DIC 时均可造成肺血管微血栓形成及组织细胞的损伤。

（5）输液过快过量：正常的细胞间质与血浆的水含量之比为 4：1，大量快速补液在血浆被稀释后促使血管内液外渗，产生肺间质水肿。

（6）氧中毒：氧在细胞内代谢产生一种超氧化物阴离子（superoxide anion，即氧自由基），氧自由基具有很强的毒性，与过氧化氢合成羟基（OH·即羟自由基），则毒性更甚，它们能破坏细胞膜、改变蛋白质和 DNA 的结构，从而损害细胞，特别是较长时间吸入高浓度氧更易发生。

（7）吸入有毒气体：如吸入 NO_2、NH_3、Cl_2、SO_2、光气醛类、烟雾等；氮氧化物、有机氟、镉等中毒均可导致 ARDS。

（8）误吸：误吸胃内容物、淡水、海水、糖水等，约 1/3 发生 ARDS。

（9）药物过量：巴比妥类、水杨酸、氢氯噻嗪（双氢克尿噻）、秋水仙碱、利托君、阿糖胞苷、海洛因、美沙酮、丙氧酚、硫酸镁、间羟沙丁胺醇、酚丙宁、链激酶、荧光素等应用过量。

（10）代谢紊乱：肝功能衰竭、尿毒症、糖尿病酮症酸中毒、急性胰腺炎。

（11）血液系统疾病：大量输血、体外循环、DIC 等。

（12）其他：子痫早期、隐球菌血症、颅内压增高、淋巴瘤、空气或羊水栓塞、肠梗阻。

（二）发病机制

ARDS 的共同基础是肺泡—毛细血管的急性损伤。其机制迄今未完全阐明，常与多种因素有关，且错综复杂，互为影响。其途径可为通过吸入有害气体或酸性胃内容物（pH＜2.5）直接损害肺泡和毛细血管，使血管通透性增加；严重肺挫伤可使肺泡和肺脏小血管破裂，肺间质和肺内出血；因长骨骨折，脂肪栓塞于肺毛细血管，被肺脂肪蛋白酶转化为游离脂肪酸，可破坏血管内膜，灭活肺表面活性物质。

近年来的研究表明，机体发生创伤、感染、组织坏死和组织缺血灌注时，被激活的效应细胞如巨噬细胞（MΦ）、多核白细胞（PMN）、PCEC、PC-Ⅱ和血小板等一经启动，便失去控制，对细胞因子和炎症介质呈失控性释放，引发全身炎症反应综合征（SIRS），继而并发多器官功能障碍（MOD），ARDS 即是多器官功能障碍在肺部的具体体现。ARDS 的发生和发展，与繁多的炎症介质的综合作用密切相关。

(1)前炎症反应细胞因子(PIC)与 MΦ：目前认为 PIC 包括 TNF-α、IL-1、IL-2、血小板活化因子(PAF)、IFN-γ 和 PLA$_2$ 等，其中主要为 TNF-α。TNF-α在感染性休克、多器官功能障碍综合征(MODS)发病机制中起重要的作用，内毒素是诱导 TNF-α 产生的最强烈的激动剂。MΦ 为多功能细胞，主要来自骨髓内单核细胞，在机体的防御中起重要作用。多种炎症介质与 MΦ 作用，损伤肺泡毛细血管膜，使其通透性增加，发生渗透性肺水肿。

(2)二次打击学说与瀑布效应：1985 年 Deitch 提出严重创伤、烧伤、严重感染、大手术、脓毒败血症休克、肠道细菌移位、失血后再灌注、大量输血、输液等均可构成第 1 次打击，使机体免疫细胞处于被激活状态，如再出现第 2 次打击，即使程度并不严重，也可引起失控的过度炎症反应。首先 MΦ 的被激活，并大量释放 PIC，然后又激活 MΦ、PMN 等效应细胞，并释放大量炎症介质，再激活补体、凝血和纤溶系统，产生瀑布效应，形成恶性循环，引发 ARDS，此时机体处于高代谢状态、高动力循环状态及失控的过度炎症反应状态。氧自由基是重要的炎症介质之一，MΦ 和 PMN 等细胞被激活后，可释放大量氧自由基，而氧自由基又可使 MΦ 和 PMN 在炎症区聚集、激活，并释放溶酶体酶等，损伤血管内皮细胞，形成恶性循环。PAF 是一种与花生四烯酸(AA)代谢密切相关的脂质性介质，可激活 PMN 并释放氧自由基、AAM 和溶酶体酶等炎症介质，并呈逐级放大效应，出现瀑布样连锁反应，引发 MODS 和 ARDS。

(3)氧供(DO$_2$)与氧耗(VO$_2$)：DO$_2$ 表示代谢增强或灌注不足时血液循环的代偿能力，VO$_2$ 表示组织摄取的氧量，是检测患者高代谢率最可靠的指标。生理条件下，氧动力学呈氧供非依赖性 VO$_2$，即血液通过组织时依靠增加氧的摄取以代偿之。但在病理条件下，如严重休克、感染、创伤等，由于血液的再分配，病区的血流量锐减，出现氧供依赖性 VO$_2$，由于失代偿而出现组织摄氧障碍发生缺氧，ARDS 患者的微循环和细胞线粒体功能损伤，DO$_2$ 与 VO$_2$ 必然发生障碍；ARDS 发生高代谢状态时，VO$_2$ 随 DO$_2$ 的升高而升高，DO$_2$ 不能满足需要，导致组织灌注不足、氧运输和氧摄取障碍，此时即使 DO$_2$ 正常或增加，仍然发生氧供依赖性 VO$_2$。

(4)肠黏膜屏障衰竭与细菌移位：胃肠黏膜的完整性是分隔机体内外环境，使免受细胞和毒素侵袭的天然免疫学屏障。创伤、休克、应激、缺血再灌注和禁食等均可导致胃肠黏膜损伤，引起炎症反应，形成持续性刺激，造成胃肠黏膜屏障衰竭与细菌移位。其结果内毒素吸收，激活效应细胞与释放大量的炎症介质，引发全身炎症反应综合征和 ARDS。

(5)肺表面活性物质减少:高浓度氧、光气、氮氧化物、细菌内毒素及游离脂肪酸等,可直接损伤肺泡Ⅱ型细胞,另肺微栓塞使合成肺表面活性物质(PS)的前体物质和能量供应不足,合成 PS 减少,大量血浆成分渗入肺泡腔,可使 PS 乳化,形成不溶性钙皂而失去活性,多种血浆蛋白可抑制 PS 功能,大量炎症细胞释放糖脂抑制 PS 功能,弹性蛋白酶与磷脂酶 A_2 破坏 PS,故 PS 明显减少,且失去活性,致使肺泡陷闭、大量血浆渗入肺泡内,出现肺泡水肿和透明膜形成。

二、临床表现及特征

当肺刚受损的数小时内,患者仅有原发病表现而无呼吸系统症状,随后突感气促、呼吸频数并呈进行性加快,呼吸频率大于 30 次/分,危重者 60 次/分,缺氧症状明显,患者烦躁不安、心率增快、口唇指甲发绀。由于明显低氧血症,引起过度通气,导致呼吸性碱中毒。缺氧症状用一般氧疗难以改善,亦不能用其他原发心肺疾病解释。伴有肺部感染时,可出现畏寒发热、胸膜反应及少量胸腔积液。早期可无肺部体征,后期可闻及哮鸣音、水泡音或管状呼吸音。病情继续恶化、呼吸肌疲劳导致通气不足、二氧化碳潴留,产生混合性酸中毒,患者出现极度呼吸困难和严重发绀、伴有神经精神症状,如嗜睡、谵妄、昏迷等。最终发生循环障碍、肾功能不全、心脏停搏。

三、辅助检查

(一)血气分析

(1)PaO_2 呈进行性下降,当吸入氧浓度达 60% 时,$PaO_2 < 8.0$ kPa(60 mmHg)。

(2)PaO_2 增大,其正常参考值:$PaO_2 < 2$ kPa(15 mmHg)、年长者 < 4 kPa(30 mmHg)、吸入氧浓度为 30% 时 < 9.3 kPa(70 mmHg)、吸纯氧 < 13.3 kPa(100 mmHg)。

(3)$PaO_2/FiO_2 < 26.7$ kPa(200 mmHg)。

(4)发病早期 $PaCO_2$ 常减低,晚期 $PaCO_2$ 升高。

(二)胸部 X 线检查

肺部的 X 线征象较临床症状出现晚。已有明显的呼吸急促和发绀时,胸片仍常无异常发现,发病 12~24 小时后,双肺可见斑片状阴影、边缘模糊。随着病情进展,融合为大片状实变影像,其中可见支气管充气征。疾病后期,X 线表现为双肺弥漫性阴影,呈白肺改变、或有小脓肿影,有时伴气胸或纵隔气肿。应用高分辨 CT 检查,可早期发现淡的肺野浓度增加、点状影、不规则血管影等。病情的严重程度与肺部 X 线所见不平行为其重要特征之一。

(三)肺功能检查

动态测定肺容量和肺活量、残气、功能残气,随病情加重均减少,肺顺应性降低。

(四)放射性核素检查

以放射性核素标记,计算血浆蛋白积聚指数,ARDS 患者明显增高(达 1.5×10^{-3} 次/分),对早期预报有意义。

(五)血流动力学监测

通过置入四腔漂浮导管,测定并计算出平均肺动脉压增高>2.67 kPa,肺动脉压与肺毛细血管楔嵌压差(PAP-PCWP)增加>0.67 kPa。

(六)支气管肺泡灌洗液检查

肺表面活性物质明显降低、花生四烯酸代谢产物如白三烯 B4、C4 及 PAF 等增高。

四、诊疗流程

见图 1-11。

五、诊断及鉴别诊断

(一)诊断

(1)具有可引发 ARDS 的原发疾病:创伤、休克、肺内或肺外严重感染、窒息、误吸、栓塞、库血的大量输入、DIC、肺挫伤、急性重症胰腺炎等。

(2)在基础疾病过程中突然发生进行性呼吸窘迫,呼吸频率多于 35 次/分,鼻导管(或鼻塞)给氧不能缓解。

(3)不易纠正的低氧血症,动脉血气检测:对 ARDS 的诊断和病情判断有重要意义。$PaO_2 < 60$ mmHg(8.0 kPa),早期 $PaCO_2$ 可正常,后期可升高,提示病情加重,鼻导管给氧不能使 PaO_2 纠正至 80 mmHg(10.7 kPa)以上,氧合指数 $PaO_2/FiO_2 < 200$。

(4)肺部后前位 X 线片征象为两肺纹理增多,边缘模糊,呈毛玻璃状等肺间质或肺泡性病理性改变,并迅速扩展、融合,形成大片实变。

(5)肺动脉楔压(PAWP)<18 mmHg(2.4 kPa),或临床提示以往无肺部疾病,并排除急性左心衰竭。

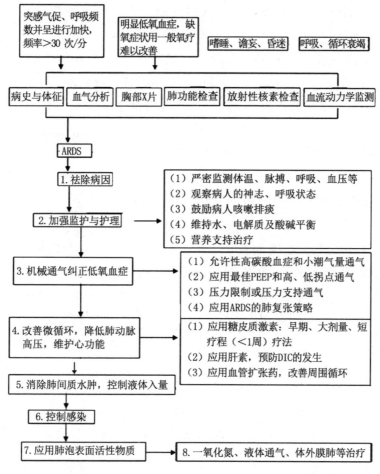

图 1-11 急性呼吸窘迫综合征的诊疗流程

(二)鉴别诊断

晚近提出因肺内病变引起者为"原发性 ARDS",而肺外病变引起者为"继发性 ARDS"。ARDS 主要的临床表现是呼吸困难、肺水肿及呼吸衰竭,故需与下述疾病鉴别。

(1)心源性肺水肿:该病发病较急、发绀较轻、不能平卧、咳粉红色泡沫样痰,严重时咳稀血水样痰,两肺广泛哮鸣音及湿啰音,呈混合性呼吸困难,而 ARDS 发病进程相对缓慢、发绀明显、缺氧严重,但较安静,可以平卧,呈急性进行性吸气型呼吸困难,咳血痰及稀血水样痰,可有管状呼吸音,湿啰音相对较少;心源性肺水肿经强心、利尿、扩血管、吸氧治疗后可明显迅速改善症状,而 ARDS 治疗即刻疗效不明显;心源性肺水肿 X 线表现为肺小叶间隔水肿增宽,形成小叶间隔线,即 KerleryB 线和 A 线,而 ARDS 患者胸部 X 线早期无改变,中晚期呈斑片状阴影并融合,晚期呈"白肺"改变,可见支气管充气征;ARDS 呈进行性低氧血症,难以纠正,而心源性肺水肿者低氧血症较轻,一般氧疗后即可纠正。心源性肺水肿患者 PAWP≥2.6 kPa(20 mmHg),与 ARDS 可资鉴别。

(2)其他非心源性肺水肿:大量快速输液或胸腔抽液速度过快均可引起肺水肿,但均有相应的病史及体征,血气分析一般无进行性低氧血症,一般氧疗症状可明显改善。

(3)气胸:主要的临床表现为呼吸困难,尤其是张力性气胸更为突出,但及时行胸部 X 线检查,即可作出诊断。若为严重的创伤所致气胸,要注意血气变化,警惕 ARDS 的发生。

(4)特发性肺纤维化:晚期特发性肺纤维化患者肺心功能衰竭时应与 ARDS 鉴别。特发性肺纤维化为原因未明的肺间质性疾病,起病隐袭,呼吸困难进行性加重、干咳、肺底可听见吸气期 Velcro 啰音,出现杵状指等临床表现。胸部 X 线检查有肺间质病变影,以限制性通气功能障碍为主的肺功能改变可供鉴别。

六、急救处理

(一)祛除病因

ARDS 常继发于各种急性原发伤病,及时有效地祛除原发病、阻断致病环节是防治 ARDS 的根本性策略,尤其抗休克、抗感染、抗炎症反应等尤为重要。

(二)监护与护理

严密监测体温、脉搏、呼吸、血压等,特别随时观察患者的神志、呼吸状态,鼓励患者咳嗽排痰,维持水、电解质及酸碱平衡,重视患者的营养支持。

(三)纠正低氧血症

克服进行性肺泡萎缩是抢救成功的关键。随着对 ARDS 病理生理特征的认识,导致近年来 ARDS 通气的重大改变,提出了肺保护与肺复张通气策略。

1.ARDS 的保护性通气策略

在保证基本组织氧合的同时,保护肺组织以尽量减轻肺损伤是 ARDS 患者的通气目标。

(1)"允许性高碳酸血症(PHC)"和小潮气量通气:PHC 是采用小潮气量(4~7 mL/kg),允许动脉血二氧化碳分压一定程度增高,最好控制在 9.3~10.7 kPa(70~80 mmHg)以内。一般认为,如果二氧化碳潴留是逐渐产生的,

pH＞7.20 时,可通过肾脏部分代偿,患者能较好耐受。当 pH 低于 7.20 时,为避免酸中毒引起的严重不良反应,主张适当补充碳酸氢钠。

PHC 的治疗作用:ARDS 患者实施 PHC 时,血流动力学改变主要表现为心排血量和氧输送量显著增加,体血管阻力显著降低,肺血管阻力降低或不变,肺动脉嵌顿压和中心静脉压增加或无明显改变。心排血量增加是 PHC 最显著的血流动力学特征,因为:①高碳酸血症引起外周血管扩张,使左室后负荷降低;②潮气量降低使胸膜腔内压降低,二氧化碳增加使儿茶酚胺释放增加,引起容量血管收缩,均使静脉回流增加,右心室前负荷增加;③潮气量降低使吸气末肺容积降低,可引起肺血管阻力降低,右心室后负荷降低和心排血量增加。PHC 能降低 ARDS 患者的气道峰值压力、平均气道压、分钟通气量及吸气末平台压,避免肺泡过度膨胀,具有肺保护作用。气压伤的本质是容积伤,与肺泡跨壁压过高有关。

PHC 的禁忌证:高碳酸血症的主要危害是脑水肿、抑制心肌收缩力、舒张血管、增加交感活性和诱发心律失常等。因此,颅内压增高、缺血性心脏病或严重的左心功能不全患者应慎用。

(2)应用最佳 PEEP 和高、低拐点,机械通气时的吸气正压使肺泡扩张,增加肺泡通气量和换气面积,呼气末正压通气(PEEP)可防止肺泡的萎陷,亦可使部分萎陷的肺泡复张,使整个呼吸全过程的气道内压力均为正压,减少动、静脉分流,改善缺氧。

需用多大剂量的 PEEP? 理论上讲,足够量的正压(30～35 cmH_2O)可使所有萎陷的肺泡复张,但正压对脆弱的肺组织结构(如 ARDS 等)可造成破坏,有研究表明当气道内平均压超过20 cmH_2O 时,循环中促炎介质可增加数 10 倍,且直接干扰循环,一般讲,患者肺能较好地耐受 15～20 cmH_2O 的 PEEP,再高则是危险的。

(3)压力限制或压力支持通气,动物实验表明,气道峰值压力过高会导致急性肺损伤,表现为肺透明膜形成、粒细胞浸润、肺—毛细血管屏障受损,通透性增加。使用压力限制通气易于人—机同步,提供的吸气流量为减速波形,有利于气体交换和增加氧合,更重要的是可精确调节肺膨胀所需的压力和吸气时间,控制气道峰值压力,保护 ARDS 患者的气道压不会超过设定的吸气压力,避免高位转折点的出现。最近一组随机前瞻性试验表明,压力限制通气组比容量控制通气组更能增进肺顺应性改善,降低病死率。

(4)肺保护性通气策略的局限性:肺保护性通气策略的提出反映了 ARDS 机

械通气的重大变革。但它仍存在不可避免的局限性。Thorens 等在研究中发现,当 ARDS 患者的分钟通气量由(13.5 ± 6.1)L/min 降至(8.2 ± 4.1) L/min 时,动脉血氧饱和度低于 90%,低氧血症明显恶化,二氧化碳分压和肺内分流增加。可见,肺保护性通气策略不利于改善患者的氧合,其主要原因是采用小潮气量和较低压力通气时,塌陷的肺泡难以复张,导致动脉血和肺泡内二氧化碳分压升高和氧分压降低,影响了肺内气体交换,低氧血症加重。因此,要采用有效的方法促进塌陷肺泡复张,增加能参与通气的肺泡数量。

2.ARDS 的肺复张策略

肺复张策略是一种使塌陷肺泡最大限度复张并保持其开放,以增加肺容积,改善氧合和肺顺应性,它是肺保护性通气策略必要的补充。主要有以下几种。

(1)叹息(sigh):叹息即为正常生理情况下的深呼吸,有利于促进塌陷的肺泡复张。机械通气时,早期叹息设置为双倍的潮气量和吸气时间,对于 ARDS 患者,可间断地采用叹息,使气道平台压达到 45 cmH_2O,使患者的动脉血氧分压显著增加,二氧化碳分压和肺内分流率显著降低,呼气末肺容积增加。因此,叹息可有效短暂促进塌陷肺泡复张,改善患者的低氧血症。

(2)间断应用高水平 PEEP:在容量控制通气时,间断应用高水平 PEEP 使气道平台压增加,也能促进肺泡复张。有学者在机械通气治疗 ARDS 患者时,每隔断 30 s 应用高水平 PEEP 通气 2 次,可以增加患者的动脉血氧分压,降低肺内分流率。间断应用高水平 PEEP 虽然能使塌陷的肺泡复张,改善患者的氧合,但不能保持肺泡的稳定状态,作用也不持久。

(3)控制性肺膨胀(SI):SI 是一种促使不张的肺复张和增加肺容积的新方法,由叹息发展而来。即在呼气开始时,给予足够压力(30~45 cmH_2O),让塌陷肺泡充分开放,并持续一定时间(20~30 秒),使病变程度不一的肺泡之间达到平衡,气道压力保持在 SI 的压力水平。SI 结束后,恢复到 SI 应用前的通气模式,通过 SI 复张的塌陷肺泡,在相当时间内能够继续维持复张状态,SI 导致的氧合改善也就能够维持较长时间。改善氧合是 SI 对 ARDS 患者最突出的治疗作用。研究表明,给予一次 SI,其疗效可保持 4 小时以上。SI 能显著增加肺容积,改善肺顺应性,减少气压伤的发生。目前的动物实验及临床研究表明,在 SI 的屏气过程中,患者会出现一过性血压和心率下降或增高,中心静脉压和肺动脉嵌顿压增高,心排血量降低,动脉血氧饱和度轻度降低。因此,在实施 SI 时,应充分注意到 SI 可能导致患者血流动力学和低氧血症一过性恶化,对危重患者有可能造成不良影响。

（4）俯卧位通气：传统通气方式为仰卧位，此时肺静水压沿腹至背侧垂直轴逐渐增加，使基底部肺区带发生压迫性不张，另心脏的重力作用，腹腔内脏对膈肌的压迫也加重基底部肺区带的不张，1976 年发现俯卧位通气能改善 ALI 患者的氧合。此法最近用于临床，俯卧位通气是利用翻身床、翻身器或人工徒手操作，使患者在俯卧位进行机械通气。

俯卧位通气的禁忌证为：血流动力学不稳定，颅内压增高，急性出血，脊柱损伤，骨科手术，近期腹部手术，妊娠等不宜采用俯卧位通气。

综上，肺保护与肺复张通气策略联合应用，能改善 ARDS 患者的氧合，提高肺顺应性，对 ARDS 的治疗有重要意义。但需根据患者的具体情况，采用合适的方法，在改善氧合的同时尽量减少肺损伤。

（四）改善微循环，降低肺动脉高压，维护心功能

如出现血管痉挛、微血栓、DIC 等情况时，可选用如下药物。

（1）糖皮质激素：宜采用早期、大剂量、短疗程（＜1 周）疗法，这类药有以下积极作用。①抗炎，加速肺水肿的吸收；②缓解支气管痉挛；③减轻脂肪栓塞或吸入性肺炎的局部反应；④休克时，防止白细胞附着于肺毛细血管床，防止释放溶蛋白酶，保护肺组织；⑤增加肺表面活性物质的分泌，保持肺泡的稳定性；⑥抑制后期的肺纤维化等。早期大量使用可减少毛细血管膜的损伤，疗程宜短，可用甲泼尼龙，起始量800～1 500 mg，或地塞米松，起始量 60～100 mg，分次静脉注射，连续应用48～72 小时。

（2）肝素：用于治疗有高凝倾向、血流缓慢的病例，可减轻和防止肺微循环内微血栓的形成，以预防 DIC 的发生，对改善局部及全身循环有益，对有出血倾向的病例，包括创伤后 ARDS 应慎重考虑。用药前后应监测血小板和凝血功能等。

（3）血管扩张药：如山莨菪碱、东莨菪碱等的应用可改善周围循环，提高氧的输送及弥散，有利于纠正或减轻组织缺氧，疗效较好。

（五）消除肺间质水肿，限制入水量，控制输液量

由于输液不当，液体可继续渗漏入肺间质、肺泡内，易使肺水肿加重，但需维持体液平衡，保证血容量足够，血压基本稳定，在 ARDS 早期补液应以晶体液为主，每天输液量以不超过1 500 mL为宜。利尿剂的应用可提高动脉血氧分压，减轻肺间质水肿。在病情后期，对于伴有低蛋白血症的患者，利尿后血浆容量不足时可酌情输注血浆清蛋白或血浆，以提高血浆渗透压。

(六)控制感染

脓毒血症是 ARDS 的常见病因,且 ARDS 发生后又易并发肺、泌尿系统等部位的感染,故抗菌治疗是必需的,严重感染时应选用广谱抗生素,根据病情选用强效抗生素。

(七)肺泡表面活性物质(PS)

外源性 PS 治疗新生儿呼吸窘迫综合征已取得较好疗效,用于成人 ARDS 疗效不一,有一定不良反应,鉴于 PS 价格昂贵,目前临床广泛应用有一定困难。超氧化物歧化酶(SOD)、前列腺 E2、γ-干扰素等临床应用尚在探索中。

(八)其他

注意患者血浆渗量变化,防治各种并发症及院内感染的发生等。晚近开展一氧化氮(NO)、液体通气治疗,已取得较好疗效。对体外膜肺(ECMO)、血管腔内氧合器(IVOX)等方法正在进行探索改进。

第三节　重症哮喘

支气管哮喘(简称哮喘)是常见的慢性呼吸道疾病之一,近年来其患病率在全球范围内有逐年增加的趋势,参照全球哮喘防治创议(GINA)和我国 2008 年版支气管哮喘防治指南,将定义重新修订为哮喘是由多种细胞包括气道的炎性细胞和结构细胞(如嗜酸性粒细胞、肥大细胞、T 淋巴细胞、中性粒细胞、平滑肌细胞、气道上皮细胞等)和细胞组分参与的气道慢性炎症性疾病。这种慢性炎症导致气道高反应性,通常出现广泛多变的可逆性气流受限,并引起反复发作性的喘息、气急、胸闷或咳嗽等症状,常在夜间和/或清晨发作、加剧,多数患者可自行缓解或经治疗缓解。如果哮喘急性发作,虽经积极吸入糖皮质激素($\leqslant 1\,000\ \mu g/d$)和应用长效 β_2 受体激动药或茶碱类药物治疗数小时,病情不缓解或继续恶化;或哮喘呈暴发性发作,哮喘发作后短时间内即进入危重状态,则称为重症哮喘。如病情不能得到有效控制,可迅速发展为呼吸衰竭而危及生命,故需住院治疗。

一、病因和发病机制

(一)病因

哮喘的病因还不十分清楚,目前认为同时受遗传因素和环境因素的双重影响。

(二)发病机制

哮喘的发病机制不完全清楚,可能是免疫-炎症反应、神经机制和气道高反应性及其之间的相互作用。重症哮喘目前已经基本明确的发病因素主要有以下几种。

1.诱发因素的持续存在

诱发因素的持续存在使机体持续地产生抗原—抗体反应,发生气道炎症、气道高反应性和支气管痉挛,在此基础上,支气管黏膜充血水肿、大量黏液分泌并形成黏液栓,阻塞气道。

2.呼吸道感染

细菌、病毒及支原体等的感染可引起支气管黏膜充血肿胀及分泌物增加,加重气道阻塞;某些微生物及其代谢产物还可以作为抗原引起免疫—炎症反应,使气道高反应性加重。

3.糖皮质激素使用不当

长期使用糖皮质激素常常伴有下丘脑—垂体—肾上腺皮质轴功能抑制,突然减量或停用,可造成体内糖皮质激素水平的突然降低,造成哮喘的恶化。

4.脱水、痰液黏稠、电解质紊乱

哮喘急性发作时,呼吸道丢失水分增加、多汗造成机体脱水,痰液黏稠不易咳出而阻塞大小气道,加重呼吸困难,同时由于低氧血症可使无氧酵解增加,酸性代谢产物增加,合并代谢性酸中毒,使病情进一步加重。

5.精神心理因素

许多学者提出心理社会因素通过对中枢神经、内分泌和免疫系统的作用而导致哮喘发作,是使支气管哮喘发病率和死亡率升高的一个重要因素。

二、病理生理

重症哮喘的支气管黏膜充血水肿、分泌物增多甚至形成黏液栓以及气道平滑肌的痉挛导致呼吸道阻力在吸气和呼气时均明显升高,小气道阻塞,肺泡过度充气,肺内残气量增加,加重吸气肌肉的负荷,降低肺的顺应性,内源性呼气末正压(PEEPi)增大,导致吸气功耗增大。小气道阻塞,肺泡过度充气,相应区域毛细血管的灌注减低,引起肺泡通气/血流(V/Q)比例的失调,患者常出现低氧血症,多数患者表现为过度通气,通常 $PaCO_2$ 降低,若 $PaCO_2$ 正常或升高,应警惕呼吸衰竭的可能性或是否已经发生了呼吸衰竭。重症哮喘患者,若气道阻塞不迅速解除,潮气量将进行性下降,最终将会发生呼吸衰竭。哮喘发作持续不缓解,也可能出现血液循环的紊乱。

三、临床表现

(一)症状

重症哮喘患者常出现极度严重的呼气性呼吸困难、被迫采取坐位或端坐呼吸,干咳或咳大量白色泡沫痰,不能讲话、紧张、焦虑、恐惧、大汗淋漓。

(二)体征

患者常出现呼吸浅快,呼吸频率>30/min,可有三凹征,呼气期两肺满布哮鸣音,也可哮鸣音不出现,即所谓的"寂静胸",心率增快(>120/min),可有血压下降,部分患者出现奇脉、胸腹反常运动、意识障碍,甚至昏迷。

四、实验室检查和其他检查

(一)痰液检查

哮喘患者痰涂片显微镜下可见到较多嗜酸性粒细胞、脱落的上皮细胞。

(二)呼吸功能检查

哮喘发作时,呼气流速指标均显著下降,第1秒钟用力呼气容积(FEV_1)、第1秒钟用力呼气容积占用力肺活量比值($FEV_1/FVC\%$,即1秒率)以及呼气峰值流速(PEF)均减少。肺容量指标可见用力肺活量减少、残气量增加、功能残气量和肺总量增加,残气占肺总量百分比增高。大多数成人哮喘患者呼气峰值流速<50%预计值则提示重症发作,呼气峰值流速<33%预计值提示危重或致命性发作,需做血气分析检查以监测病情。

(三)血气分析

由于气道阻塞且通气分布不均,通气/血流比例失衡,大多数重症哮喘患者有低氧血症,PaO_2<8.0 kPa(60 mmHg),少数患者 PaO_2<6.0 kPa(45 mmHg),过度通气可使 $PaCO_2$ 降低,pH 上升,表现为呼吸性碱中毒;若病情进一步发展,气道阻塞严重,可有缺氧及 CO_2 潴留,$PaCO_2$ 上升,血 pH 下降,出现呼吸性酸

中毒;若缺氧明显,可合并代谢性酸中毒。$PaCO_2$ 正常往往是哮喘恶化的指标,高碳酸血症是哮喘危重的表现,需给予足够的重视。

(四)胸部 X 线检查

早期哮喘发作时可见两肺透亮度增强,呈过度充气状态,并发呼吸道感染时可见肺纹理增加及炎性浸润阴影。重症哮喘要注意气胸、纵隔气肿及肺不张等并发症的存在。

(五)心电图检查

重症哮喘患者心电图常表现为窦性心动过速、电轴右偏,偶见肺性 P 波。

五、诊断

(一)哮喘的诊断标准

(1)反复发作喘息、气急、胸闷或咳嗽,多与接触变应原、冷空气、物理、化学性刺激以及病毒性上呼吸道感染、运动等有关。

(2)发作时双肺可闻及散在或弥漫性、以呼气相为主的哮鸣音,呼气相延长。

(3)上述症状和体征可经治疗缓解或自行缓解。

(4)除外其他疾病所引起的喘息、气急、胸闷和咳嗽。

(5)临床表现不典型者(如无明显喘息或体征),应至少具备以下 1 项试验阳性:①支气管激发试验或运动激发试验阳性;②支气管舒张试验阳性,第 1 秒用呼气容积增加≥12%,且第 1 秒用呼气容积增加绝对值≥200 mL;③呼气峰值流速日内(或 2 周)变异率≥20%。

符合(1)～(4)条或(4)～(5)条者,可以诊断为哮喘。

(二)哮喘的分期及分级

根据临床表现哮喘可分为急性发作期、慢性持续期和临床缓解期。急性发作是指喘息、气促、咳嗽、胸闷等症状突然发生,或原有症状急剧加重,常有呼吸困难,以呼气流量降低为其特征,常因接触变应原、刺激物或呼吸道感染诱发。哮喘急性发作时病情严重程度可分为轻度、中度、重度、危重四级(表 1-6)。

表 1-6 哮喘急性发作时病情严重程度的分级

临床特点	轻度	中度	重度	危重
气短	步行、上楼时	稍事活动	休息时	
体位	可平卧	喜坐位	端坐呼吸	
谈话方式	连续成句	常有中断	仅能说出字和词	不能说话

续表

临床特点	轻度	中度	重度	危重
精神状态	可有焦虑或尚安静	时有焦虑或烦躁	常有焦虑、烦躁	嗜睡、意识模糊
出汗	无	有	大汗淋漓	
呼吸频率	轻度增加	增加	>30	
辅助呼吸肌活动及三凹征	常无	可有	常有	胸腹矛盾运动
哮鸣音	散在,呼气末期	响亮、弥漫	响亮、弥漫	减弱,甚至消失
脉率	<100	100～120	>120	脉率变慢或不规则
奇脉(深吸气时收缩压下降,mmHg)	无,<10	可有,10～25	常有,>25	无
使用 β_2 受体激动药后呼气峰值流速占预计值或个人最佳值%	>80%	60%～80%	<60%或<100 L/min 或作用时间<2 小时	
PaO_2	正常	≥60	<60	<60
$PaCO_2$	<45	≤45	>45	>45
SaO_2	>95	91～95	≤90	≤90
pH				降低

注:1 kPa＝0.133 mmHg

六、鉴别诊断

(一)左侧心力衰竭引起的喘息样呼吸困难

(1)患者多有高血压、冠状动脉粥样硬化性心脏病、风湿性心脏病和二尖瓣狭窄等病史和体征。

(2)阵发性咳嗽,咳大量粉红色泡沫痰,两肺可闻及广泛的湿啰音和哮鸣音,左心界扩大,心率增快,心尖部可闻及奔马律。

(3)胸部 X 线及心电图检查符合左心病变。

(4)鉴别困难时,可雾化吸入 β_2 受体激动药或静脉注射氨茶碱缓解症状后,进一步检查,忌用肾上腺素或吗啡,以免造成危险。

(二)慢性阻塞性肺疾病

(1)中老年人多见,起病缓慢、病程较长,多有长期吸烟或接触有害气体的病史。

(2)慢性咳嗽、咳痰,晨间咳嗽明显,气短或呼吸困难逐渐加重。有肺气肿体征,两肺可闻及湿啰音。

(3)慢性阻塞性肺疾病急性加重期和哮喘区分有时十分困难,用支气管扩张药和口服或吸入激素做治疗性试验可能有所帮助。慢性阻塞性肺疾病也可与哮喘合并同时存在。

(三)上气道阻塞

(1)呼吸道异物者有异物吸入史。

(2)中央型支气管肺癌、气管支气管结核、复发性多软骨炎等气道疾病,多有相应的临床病史。

(3)上气道阻塞一般出现吸气性呼吸困难。

(4)胸部 X 线片、CT、痰液细胞学或支气管镜检查有助于诊断。

(5)平喘药物治疗效果不佳。

此外,应和变态反应性肺浸润、自发性气胸等相鉴别。

七、急诊处理

哮喘急性发作的治疗取决于发作的严重程度以及对治疗的反应。对于具有哮喘相关死亡高危因素的患者,应给予高度重视。高危患者包括:①曾经有过气管插管和机械通气的濒于致死性哮喘的病史;②在过去 1 年中因为哮喘而住院或看急诊;③正在使用或最近刚刚停用口服糖皮质激素;④目前未使用吸入糖皮质激素;⑤过分依赖速效 β_2 受体激动药,特别是每月使用沙丁胺醇(或等效药物)超过 1 支的患者;⑥有心理疾病或社会心理问题,包括使用镇静药;⑦有对哮喘治疗不依从的历史。

(一)轻度和部分中度急性发作哮喘患者可在家庭或社区中治疗

治疗措施主要为重复吸入速效 β_2 受体激动药,在第 1 小时每次吸入沙丁胺醇 $100\sim200~\mu g$ 或特布他林 $250\sim500~\mu g$,必要时每 20 分钟重复 1 次,随后根据治疗反应,轻度调整为 $3\sim4$ 小时再用 $2\sim4$ 喷,中度 $1\sim2$ 小时用 $6\sim10$ 喷。如果对吸入性 β_2 受体激动药反应良好(呼吸困难显著缓解,呼气峰值流速占预计值＞80％或个人最佳值,且疗效维持 3～4 小时),通常不需要使用其他药物。如果治疗反应不完全,尤其是在控制性治疗的基础上发生的急性发作,应尽早口服糖皮质激素(泼尼松龙 0.5～1 mg/kg 或等效剂量的其他激素),必要时到医院就诊。

(二)部分中度和所有重度急性发作均应到急诊室或医院治疗

1.联合雾化吸入 β_2 受体激动药和抗胆碱能药物

β_2 受体激动药通过对气道平滑肌和肥大细胞等细胞膜表面的 β_2 受体的作用,舒张气道平滑肌、减少肥大细胞脱颗粒和介质的释放等,缓解哮喘症状。重症哮喘时应重复使用速效 β_2 受体激动药,推荐初始治疗时连续雾化给药,随后根据需要间断给药(6 次/天)。雾化吸入抗胆碱药物,如溴化异丙托品(常用剂量为 50～125 μg,3～4 次/天)、溴化氧托品等可阻断节后迷走神经传出支,通过降低迷走神经张力而舒张支气管,与 β_2 受体激动药联合使用具有协同、互补作用,能够取得更好的支气管舒张作用。

2.静脉使用糖皮质激素

糖皮质激素是最有效的控制气道炎症的药物,重度哮喘发作时应尽早静脉使用糖皮质激素,特别是对吸入速效 β_2 受体激动药初始治疗反应不完全或疗效不能维持者。如静脉及时给予琥珀酸氢化可的松(400～1 000 mg/d)或甲泼尼龙(80～160 mg/d),分次给药,待病情得到控制和缓解后,改为口服给药(如静脉使用激素 2～3 天,继之以口服激素 3～5 天),静脉给药和口服给药的序贯疗法有可能减少激素用量和不良反应。

3.静脉使用茶碱类药物

茶碱具有舒张支气管平滑肌作用,并具有强心、利尿、扩张冠状动脉、兴奋呼吸中枢和呼吸肌等作用。临床上在治疗重症哮喘时静脉使用茶碱作为症状缓解药,静脉注射氨茶碱[首次剂量为 4～6 mg/kg,注射速度不宜超过 0.25 mg/(kg·min),静脉滴注维持剂量为 0.6～0.8 mg/(kg·h)],茶碱可引起心律失常、血压下降、甚至死亡,其有效、安全的血药浓度范围应在 6～15 μg/mL,在有条件的情况下应监测其血药浓度,及时调整浓度和滴速。发热、妊娠、抗结核治疗可以降低茶碱的血药浓度;而肝疾病、充血性心力衰竭以及合用西咪替丁(甲氰咪胍)、喹诺酮类、大环内酯类药物等可影响茶碱代谢而使其排泄减慢,增加茶碱的毒性作用,应引起重视,并酌情调整剂量。

4.静脉使用 β_2 受体激动药

平喘作用较为迅速,但因全身不良反应的发生率较高,国内较少使用。

5.氧疗

使 $SaO_2 \geqslant 90\%$,吸氧浓度一般 30% 左右,必要时增加至 50%,如有严重的呼吸性酸中毒和肺性脑病,吸氧浓度应控制在 30% 以下。

6.气管插管机械通气

重度和危重哮喘急性发作经过氧疗、全身应用糖皮质激素、β_2 受体激动药等治疗,临床症状和肺功能无改善,甚至继续恶化,应及时给予机械通气治疗,其指征主要包括意识改变、呼吸肌疲劳、$PaCO_2 \geqslant 6.0$ kPa(45 mmHg)等。可先采用经鼻(面)罩无创机械通气,若无效应及早行气管插管机械通气。哮喘急性发作机械通气需要较高的吸气压,可使用适当水平的呼气末正压治疗。如果需要过高的气道峰压和平台压才能维持正常通气容积,可试用允许性高碳酸血症通气策略以减少呼吸机相关肺损伤。

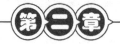

消化内科疾病

第一节 急性胃炎

急性胃炎是由多种不同的病因引起的急性胃黏膜炎症，包括急性单纯性胃炎、急性糜烂出血性胃炎和吞服腐蚀物引起的急性腐蚀性胃炎与胃壁细菌感染所致的急性化脓性胃炎。其中，临床意义最大和发病率最高的是以胃黏膜糜烂、出血为主要表现的急性糜烂出血性胃炎。

一、流行病学

迄今为止，目前国内外尚缺乏有关急性胃炎的流行病学调查。

二、病因

急性胃炎的病因众多，大致有外源性和内源性两大类，包括急性应激、化学性损伤（如药物、酒精、胆汁、胰液）和急性细菌感染等。

(一)外源性因素

1.药物

各种非甾体类抗炎药（NSAIDs），包括阿司匹林、吲哚美辛、吡罗昔康和多种含有该类成分复方药物。另外，糖皮质激素和某些抗生素及氯化钾等均可导致胃黏膜损伤。

2.酒精

主要是大量酗酒可致急性胃黏膜胃糜烂甚至出血。

3.生物性因素

沙门菌、嗜盐菌和葡萄球菌等细菌或其毒素可使胃黏膜充血水肿和糜烂。幽门螺杆菌（Hp）感染可引起急、慢性胃炎，发病机制类似，将在慢性胃炎节中叙述。

4.其他

某些机械性损伤(包括胃内异物或胃柿石等)可损伤胃黏膜。放射疗法可致胃黏膜受损。偶可见因吞服腐蚀性化学物质(强酸或强碱或甲酚及氯化汞、砷、磷等)引起的腐蚀性胃炎。

(二)内源性因素

1.应激因素

多种严重疾病如严重创伤、烧伤或大手术及颅脑病变和重要脏器功能衰竭等可导致胃黏膜缺血、缺氧而损伤。通常称为应激性胃炎,如果是脑血管病变、头颅部外伤和脑手术后引起的胃十二指肠急性溃疡称为 Cushing 溃疡,而大面积烧灼伤所致溃疡称为 Curling 溃疡。

2.局部血供缺乏

局部血供缺乏主要是腹腔动脉栓塞治疗后或少数因动脉硬化致胃动脉的血栓形成或栓塞引起供血不足。另外,还可见于肝硬化门静脉高压并发上消化道出血者。

3.急性蜂窝织炎或化脓性胃炎

此两者甚少见。

三、病理生理学和病理组织学

(一)病理生理学

胃黏膜防御机制包括黏膜屏障、黏液屏障、黏膜上皮修复、黏膜和黏膜下层丰富的血流、前列腺素和肽类物质(表皮生长因子等)和自由基清除系统。上述结果破坏或保护因素减少,使胃腔中的 H^+ 逆弥散至胃壁,肥大细胞释放组胺,则血管充血甚或出血、黏膜水肿及间质液渗出,同时可刺激壁细胞分泌盐酸、主细胞分泌胃蛋白酶原。若致病因子损及腺颈部细胞,则胃黏膜修复延迟、更新受阻而出现糜烂。

严重创伤、大手术、大面积烧伤、脑血管意外和严重脏器功能衰竭及休克或者败血症等所致的急性应激的发生机制为:急性应激→皮质-垂体前叶-肾上腺皮质轴活动亢进、交感-副交感神经系统失衡→机体的代偿功能不足→不能维持胃黏膜微循环的正常运行→黏膜缺血、缺氧→黏液和碳酸氢盐分泌减少及内源性前列腺素合成不足→黏膜屏障破坏和氢离子反弥散→降低黏膜内 pH→进一步损伤血管与黏膜→糜烂和出血。

NSAIDs 所引起者则为抑制环加氧酶(COX)致使前列腺素产生减少,黏膜缺血缺氧。氯化钾和某些抗生素或抗肿瘤药等则可直接刺激胃黏膜引起浅表损伤。

乙醇可致上皮细胞损伤和破坏,黏膜水肿、糜烂和出血。另外,幽门关闭不全、胃切除(主要是 Billroth Ⅱ 式)术后可引起十二指肠-胃反流,则此时由胆汁和胰液等组成的碱性肠液中的胆盐、溶血磷脂酰胆碱、磷脂酶 A 和其他胰酶可破坏胃黏膜屏障,引起急性炎症。

门静脉高压可致胃黏膜毛细血管和小静脉扩张及黏膜水肿,组织学表现为只有轻度或无炎症细胞浸润,可有显性或非显性出血。

(二)病理学改变

急性胃炎主要病理和组织学表现以胃黏膜充血、水肿,表面有片状渗出物或黏液覆盖为主。黏膜皱襞上可见局限性或弥漫性陈旧性或新鲜出血与糜烂,糜烂加深可累及胃腺体。

显微镜下则可见黏膜固有层多少不等的中性粒细胞、淋巴细胞、浆细胞和少量嗜酸性粒细胞浸润,可有水肿。表面的单层柱状上皮细胞和固有腺体细胞出现变性与坏死。重者黏膜下层亦有水肿和充血。

对于腐蚀性胃炎若接触了高浓度的腐蚀物质且长时间,则胃黏膜出现凝固性坏死、糜烂和溃疡,重者穿孔或出血甚至腹膜炎。

另外少见的化脓性胃炎可表现为整个胃壁(主要是黏膜下层)炎性增厚,大量中性粒细胞浸润,黏膜坏死。可有胃壁脓性蜂窝织炎或胃壁脓肿。

四、临床表现

(一)症状

部分患者可有上腹痛、腹胀、恶心、呕吐和嗳气及食欲缺乏等。如伴胃黏膜糜烂出血,则有呕血和/或黑便,大量出血可引起出血性休克。有时上腹胀气明显。细菌感染导致者可出现腹泻等。并有疼痛、吞咽困难和呼吸困难(由于喉头水肿)。腐蚀性胃炎可吐出血性黏液,严重者可发生食管或胃穿孔,引起胸膜炎或弥漫性腹膜炎。化脓性胃炎起病常较急,有上腹剧痛、恶心和呕吐、寒战和高热,血压可下降,出现中毒性休克。

(二)体征

上腹部压痛是常见体征,尤其多见于严重疾病引起的急性胃炎出血者。腐蚀性胃炎因口腔黏膜、食管黏膜和胃黏膜都有损害,口腔、咽喉黏膜充血、水肿和糜烂。化脓性胃炎有时体征酷似急腹症。

五、辅助检查

急性糜烂出血性胃炎的确诊有赖于急诊胃镜检查,一般应在出血后 24～48 小时内进行,可见到以多发性糜烂、浅表溃疡和出血灶为特征的急性胃黏膜病损。黏液糊或者可有新鲜或陈旧血液。一般急性应激所致的胃黏膜病损以胃体、胃底部为主,而 NSAIDs 或酒精所致的则以胃窦部为主。注意 X 线钡剂检查并无诊断价值。出血者做呕吐物或大便隐血试验,红细胞计数和血红蛋白测定。感染因素引起者,做白细胞计数和分类检查、大便常规检查和培养。

六、诊断和鉴别诊断

主要由病史和症状作出拟诊,经胃镜检查可得以确诊。但吞服腐蚀物质者禁忌胃镜检查。有长期服用 NSAIDs、酗酒及临床重危患者,均应想到急性胃炎的可能。对于鉴别诊断,腹痛为主者,应通过反复询问病史与急性胰腺炎、胆囊炎和急性阑尾炎等急腹症甚至急性心肌梗死相鉴别。

七、治疗

(一)基础治疗

基础治疗包括给予镇静、禁食、补液、解痉、止吐等对症支持治疗。此后给予流质或半流质饮食。

(二)针对病因治疗

针对病因治疗包括根除 Hp、去除 NSAIDs 或乙醇等诱因。

(三)对症处理

表现为反酸、上腹隐痛、烧灼感和嘈杂者,给予 H_2 受体拮抗药或质子泵抑制剂。以恶心、呕吐或上腹胀闷为主者可选用甲氧氯普胺、多潘立酮或莫沙必利等促动力药。以痉挛性疼痛为主者,可给予莨菪碱等药物进行对症处理。

有胃黏膜糜烂、出血者,可用抑制胃酸分泌的 H_2 受体阻滞剂或质子泵抑制剂外,还可同时应用胃黏膜保护药如硫糖铝或铝碳酸镁等。

对于较大量的出血则应采取综合措施进行抢救。当并发大量出血时,可以冰水洗胃或在冰水中加去甲肾上腺素(每 200 mL 冰水中加 8 mL),或同管内滴注碳酸氢钠,浓度为 1 000 mmol/L,24 小时滴 1 L,使胃内 pH 保持在 5 以上。凝血酶是有效的局部止血药,并有促进创面愈合作用,大剂量时止血作用显著。

常规的止血药,如卡巴克络、抗血栓溶芳酸和酚磺乙胺等可静脉应用,但效果一般。内镜下止血往往可收到较好效果。

其他具体的药物请参照"慢性胃炎"和"消化性溃疡"的部分章节。

八、并发症的诊断、预防和治疗

急性胃炎的并发症包括穿孔、腹膜炎、水、电解质紊乱和酸碱失衡等。为预防细菌感染者选用抗生素治疗,因过度呕吐致脱水者及时补充水和电解质,并适时检测血气分析,必要时纠正酸碱平衡紊乱。对于穿孔或腹膜炎者,则必要时行外科治疗。

九、预后

病因去除后,急性胃炎多在短期内恢复正常。相反病因长期持续存在,则可转为慢性胃炎。由于绝大多数慢性胃炎的发生与 Hp 感染有关,而 Hp 自发清除少见,故慢性胃炎可持续存在,但多数患者无症状。流行病学研究显示,部分 Hp 相关性胃窦炎(<20%)可发生十二指肠溃疡。

第二节　慢性胃炎

慢性胃炎是由各种病因引起的胃黏膜慢性炎症。根据新悉尼胃炎系统和我国 2006 年颁布的《中国慢性胃炎共识意见》标准,由内镜及病理组织学变化,将慢性胃炎分为非萎缩性(浅表性)胃炎及萎缩性胃炎两大基本类型和一些特殊类型胃炎。

一、流行病学

幽门螺杆菌(Hp)感染为慢性非萎缩性胃炎的主要病因。大致上说来,慢性非萎缩性胃炎发病率与 Hp 感染情况相平行,慢性非萎缩性胃炎流行情况因不同国家、不同地区 Hp 感染情况而异。一般 Hp 感染率发展中国家高于发达国家,感染率随年龄增加而升高。我国属 Hp 高感染率国家,估计人群中 Hp 感染率为 40%～70%。慢性萎缩性胃炎是原因不明的慢性胃炎,在我国是一种常见病、多发病,在慢性胃炎中占 10%～20%。

二、病因

(一)慢性非萎缩性胃炎的常见病因

1.Hp 感染

Hp 感染是慢性非萎缩性胃炎最主要的病因,两者的关系符合 Koch 提出的确定病原体为感染性疾病病因的 4 项基本要求,即该病原体存在于该病的患者中,病原体的分布与体内病变分布一致,清除病原体后疾病可好转,在动物模型中该病原体可诱发与人相似的疾病。

研究表明,80%～95%的慢性活动性胃炎患者胃黏膜中有 Hp 感染,5%～20%的 Hp 阴性率反映了慢性胃炎病因的多样性;Hp 相关胃炎者,Hp 胃内分布与炎症分布一致;根除 Hp 可使胃黏膜炎症消退,一般中性粒细胞消退较快,但淋巴细胞、浆细胞消退需要较长时间;志愿者和动物模型中已证实 Hp 感染可引起胃炎。

Hp 感染引起的慢性非萎缩性胃炎中胃窦为主全胃炎患者胃酸分泌可增加,十二指肠溃疡发生的危险度较高;而胃体为主全胃炎患者胃溃疡和胃癌发生的危险性增加。

2.胆汁和其他碱性肠液反流

幽门括约肌功能不全时含胆汁和胰液的十二指肠液反流入胃,可削弱胃黏膜屏障功能,使胃黏膜遭到消化液的刺激作用,产生炎症、糜烂、出血和上皮化生等病变。

3.其他外源性因素

酗酒、服用 NSAIDs 等药物、某些刺激性食物等均可反复损伤胃黏膜。这类因素均可各自或与 Hp 感染协同作用而引起或加重胃黏膜慢性炎症。

(二)慢性萎缩性胃炎的主要病因

1973 年,Strickland 将慢性萎缩性胃炎分为 A、B 两型,A 型是胃体弥漫性萎缩,导致胃酸分泌下降,影响维生素 B_{12} 及内因子的吸收,因此常合并恶性贫血,与自身免疫有关;B 型在胃窦部,少数人可发展成胃癌,与 Hp、化学损伤(胆汁反流、非皮质激素消炎药、吸烟、酗酒等)有关,在我国,80%以上的属于第二类。

胃内攻击因子与防御修复因子失衡是慢性萎缩性胃炎发生的根本原因。具体病因与慢性非萎缩性胃炎相似。包括:Hp 感染;长期饮浓茶、烈酒、咖啡,食用过热、过冷、过于粗糙的食物,可导致胃黏膜的反复损伤;长期大量服用非甾体类抗炎药如阿司匹林、吲哚美辛等可抑制胃黏膜前列腺素的合成,破坏黏膜屏障;

烟草中的尼古丁不仅影响胃黏膜的血液循环,还可导致幽门括约肌功能紊乱,造成胆汁反流;各种原因的胆汁反流均可破坏黏膜屏障造成胃黏膜慢性炎症改变。比较特殊的是壁细胞抗原和抗体结合形成免疫复合体在补体参与下,破坏壁细胞;胃黏膜营养因子(如胃泌素、表皮生长因子等)缺乏;心力衰竭、动脉粥样硬化、肝硬化合并门脉高压、糖尿病、甲状腺病、慢性肾上腺皮质功能减退、尿毒症、干燥综合征、胃血流量不足及精神因素等均可导致胃黏膜萎缩。

三、病理生理学和病理学

(一)病理生理学

1.Hp 感染

Hp 感染途径为粪-口或口-口途径,其外壁靠黏附素而紧贴胃上皮细胞。

Hp 感染的持续存在,致使腺体破坏,最终发展成为萎缩性胃炎。而感染 Hp 后胃炎的严重程度则除了与细菌本身有关外,还决定与患者机体情况和外界环境。如带有空泡毒素(VacA)和细胞毒相关基因(CagA)者,胃黏膜损伤明显较重。患者的免疫应答反应强弱、其胃酸的分泌情况、血型、民族和年龄差异等也影响胃黏膜炎症程度。此外,患者饮食情况也有一定作用。

2.自身免疫机制

研究早已证明,以胃体萎缩为主的 A 型萎缩性胃炎患者血清中,存在壁细胞抗体(PCA)和内因子抗体(IFA)。前者的抗原是壁细胞分泌小管微绒毛膜上的质子泵 H^+,K^+-ATP 酶,它破坏壁细胞而使胃酸分泌减少。而 IFA 则对抗内因子(壁细胞分泌的一种糖蛋白),使食物中的维生素 B_{12} 无法与后者结合被末端回肠吸收,最后引起维生素 B_{12} 吸收不良,甚至导致恶性贫血。IFA 具有特异性,几乎仅见于胃萎缩伴恶性贫血者。

造成胃酸和内因子分泌减少或丧失,恶性贫血是 A 型萎缩性胃炎的终末阶段,是自身免疫性胃炎最严重的标志。当泌酸腺完全萎缩时称为胃萎缩。

另外,近年发现 Hp 感染者中也存在着自身免疫反应,其血清抗体能与宿主胃黏膜上皮及黏液起交叉反应,如菌体 LewisX 和 LewisY 抗原。

3.外源性损伤因素破坏胃黏膜屏障

碱性十二指肠液反流等,可减弱胃黏膜屏障功能。致使胃腔内 H^+ 通过损害的屏障,反弥散入胃黏膜内,使炎症不易消散。长期慢性炎症,又加重屏障功能的减退,如此恶性循环使慢性胃炎久治不愈。

4.生理因素和胃黏膜营养因子缺乏

萎缩性变化和肠化生等皆与衰老相关,而炎症细胞浸润程度与年龄关系不大。这主要是老龄者的退行性变-胃黏膜小血管扭曲,小动脉壁玻璃样变性,管腔狭窄导致黏膜营养不良、分泌功能下降引起的。

新近研究证明,某些胃黏膜营养因子(胃泌素、表皮生长因子等)缺乏或胃黏膜感觉神经终器对这些因子不敏感可引起胃黏膜萎缩。如手术后残胃炎原因之一是 G 细胞数量减少,而引起胃泌素营养作用减弱。

5.遗传因素

萎缩性胃炎、维生素 B_{12} 吸收不良的患病率和 PCA、IFA 的阳性率很高,提示可能有遗传因素的影响。

(二)病理学

慢性胃炎病理变化是由胃黏膜损伤和修复过程所引起。病理组织学的描述包括活动性慢性炎症、萎缩和化生及异型增生等。此外,在慢性炎症过程中,胃黏膜也有反应性增生变化,如胃小凹上皮过形成、黏膜肌增厚、淋巴滤泡形成、纤维组织和腺管增生等。

近几年对于慢性胃炎尤其是慢性萎缩性胃炎的病理组织学,有不少新的进展。以下结合2006 年9 月中华医学会消化病学分会的"全国第二届慢性胃炎共识会议"中制订的慢性胃炎诊治的共识意见,论述以下关键进展问题。

1.萎缩的定义

1996 年,新悉尼系统把萎缩定义为"腺体的丧失",这是模糊而易产生歧义的定义,反映了当时肠化是否属于萎缩,病理学家有不同认识。其后国际上一个病理学家的自由组织——萎缩联谊会(Atrophy Club 2 000)进行了 3 次研讨会,并在 2002 年发表了对萎缩的新分类,12 位学者中有 8 位也曾是悉尼系统的执笔者,故此意见可认为是悉尼系统的补充和发展,有很高的权威性。

萎缩联谊会把萎缩新定义为"萎缩是胃固有腺体的丧失",将萎缩分为 3 种情况:无萎缩、未确定萎缩和萎缩,进而将萎缩分两个类型:非化生性萎缩和化生性萎缩。前者特点是腺体丧失伴有黏膜固有层中的纤维化或纤维肌增生;后者是胃黏膜腺体被化生的腺体所替换。这两类萎缩的程度分级仍用最初悉尼系统标准和新悉尼系统的模拟评分图,分为 4 级,即无、轻度、中度和重度萎缩。国际的萎缩新定义对我国来说不是新的,我国学者早年就认为"肠化或假幽门腺化生不是胃固有腺体,因此尽管胃腺体数量未减少,但也属萎缩",并在"全国第一届慢性胃炎共识会议"中做了说明。

对于上述第 2 个问题,答案显然是肯定的。这是因为多灶性萎缩性胃炎的胃黏膜萎缩呈灶状分布,即使活检块数少,只要病理活检发现有萎缩,就可诊断为萎缩性胃炎。在此次全国慢性胃炎共识意见中强调,需注意取材于糜烂或溃疡边缘的组织易存在萎缩,但不能简单地视为萎缩性胃炎。此外,活检组织太浅、组织包埋方向不当等因素均可影响萎缩的判断。

"未确定萎缩"是国际新提出的观点,认为黏膜层炎症很明显时,单核细胞密集浸润造成腺体被取代、移置或隐匿,以致难以判断这些"看来似乎丧失"的腺体是否真正丧失,此时暂先诊断为"未确定萎缩",最后诊断延期到炎症明显消退(大部分在 Hp 根除治疗 3~6 个月后),再取活检时作出。对萎缩的诊断采取了比较谨慎的态度。

目前,我国共识意见并未采用此概念。因为:①炎症明显时腺体被破坏、数量减少,在这个时点上,病理按照萎缩的定义可以诊断为萎缩,非病理不能。②一般临床希望活检后有病理结论,病理如不做诊断,会出现临床难作出诊断、对治疗效果无法评价的情况。尤其是在临床研究上,设立此诊断项会使治疗前或后失去相当一部分统计资料。慢性胃炎是个动态过程,炎症可以有两个结局:完全修复和不完全修复(纤维化和肠化),炎症明显期病理无责任预言今后趋向哪个结局。可以预料对萎缩采用的诊断标准不一,治疗有效率也不一,采用"未确定萎缩"的研究课题,因为事先去除了一部分可逆的萎缩,萎缩的可逆性就低。

2.肠化分型的临床意义与价值

用 AB-PAS 和 HID-AB 黏液染色能区分肠化亚型,然而,肠化分型的意义并未明了。传统观念认为,肠化亚型中的小肠型和完全型肠化无明显癌前病变意义,而大肠型肠化的胃癌发生危险性增高,从而引起临床的重视。支持肠化分型有意义的学者认为化生是细胞表型的一种非肿瘤性改变,通常在长期不利环境作用下出现。这种表型改变可以是干细胞内出现体细胞突变的结果,或是表现遗传修饰的变化导致后代细胞向不同方向分化的结果。胃内肠化生部位发现很多遗传改变,这些改变甚至可出现在异型增生前。他们认为肠化生中不完全型结肠型者,具有大多数遗传学改变,有发生胃癌的危险性。但近年,越来越多的临床资料显示其预测胃癌价值有限而更强调重视肠化范围,肠化分布范围越广,其发生胃癌的危险性越高。10 多年来罕有从大肠型肠化随访发展成癌的报道。另一方面,从病理检测的实际情况看,肠化以混合型多见,大肠型肠化的检出率与活检块数有密切关系,即活检块数越多,大肠型肠化检出率越高。客观地讲,该型肠化生的遗传学改变和胃不典型增生(上皮内瘤)的改变相似。因此,对肠化分型的临床意义和价值的争论仍未有定论。

3.关于异型增生

异型增生(上皮内瘤变)是重要的胃癌癌前病变。分为轻度和重度(或低级别和高级别)两级。异型增生和上皮内瘤变是同义词,后者是 WHO 国际癌症研究协会推荐使用的术语。

4.萎缩和肠化发生过程是否存在不可逆转点

胃黏膜萎缩的产生主要有两种途径:一是干细胞区室和/或腺体被破坏;二是选择性破坏特定的上皮细胞而保留干细胞。这两种途径在慢性 Hp 感染中均可发生。

萎缩与肠化的逆转报道已经不在少数,但是否所有病患均有逆转可能,是否在萎缩的发生与发展过程中存在某一不可逆转点。这一转折点是否可能为肠化生,已明确 Hp 感染可诱发慢性胃炎,经历慢性炎症→萎缩→肠化→异型增生等多个步骤最终发展至胃癌(Correa 模式)。可否通过根除 Hp 来降低胃癌发生危险性始终是近年来关注的热点。多数研究表明,根除 Hp 可防止胃黏膜萎缩和肠化的进一步发展,但萎缩、肠化是否能得到逆转尚待更多研究证实。

Mera 和 Correa 等最新报道了一项长达 12 年的大型前瞻性随机对照研究,纳入 795 例具有胃癌前病变的成人患者,随机给予他们抗 Hp 治疗和/或抗氧化治疗。他们观察到萎缩黏膜在 Hp 根除后持续保持阴性 12 年后可以完全消退,而肠化黏膜也有逐渐消退的趋向,但可能需要随访更长时间。他们认为通过抗 Hp 治疗来进行胃癌的化学预防是可行的策略。

但是,部分学者认为在考虑萎缩的可逆性时,需区分缺失腺体的恢复和腺体内特定细胞的再生。在后一种情况下,干细胞区室被保留,去除有害因素可使壁细胞和主细胞再生,并完全恢复腺体功能。当腺体及干细胞被完全破坏后,腺体的恢复只能由周围未被破坏的腺窝单元来完成。

当萎缩伴有肠化生时,逆转机会进一步减小。如果肠化生是对不利因素的适应性反应,而且不利因素可以被确定和去除,此时肠化生有可能逆转。但是,肠化生还有很多其他原因,如胆汁反流、高盐饮食、乙醇。这意味着即使在 Hp 感染个体,感染以外的其他因素亦可以引发或加速化生的发生。如果肠化生是稳定的干细胞内体细胞突变的结果,则改变黏膜的环境也许不能使肠化生逆转。

1992-2002 年的 34 篇文献里,根治 Hp 后萎缩可逆和无好转的基本各占一半,主要由于萎缩诊断标准、随访时间和间隔长短、活检取材部位和数量不统一所造成。建议今后制订统一随访方案,联合各医疗单位合作研究,使能得到大宗病例的统计资料。根治 Hp 可以产生某些有益效应,如消除炎症,消除活性氧所致的 DNA 损伤,缩短细胞更新周期,提高低胃酸者的泌酸量,并逐步恢复胃液维生素 C 的分泌。在预防胃癌方面,这些已被证实的结果可能比希望萎缩和肠化生逆转重要得多。

实际上,国际著名学者对有否此不可逆转点也有争论。如美国的 Correa 教授并不认同它的存在,而英国 Aberdeen 大学的 Emad Munir El-Omar 教授则强烈认为在异型增生发展至胃癌的过程中有某个节点,越过此则基本处于不可逆转阶段,但至今为止尚未明确此点的确切位置。

四、临床表现

流行病学研究表明,多数慢性非萎缩性胃炎患者无任何症状。少数患者可有上腹痛或不适、上腹胀、早饱、嗳气、恶心等非特异性消化不良症状。某些慢性萎缩性胃炎患者可有上腹部灼痛、胀痛、钝痛或胀闷且以餐后为著,食欲缺乏、恶心、嗳气、便秘或腹泻等症状。内镜检查和胃黏膜组织学检查结果与慢性胃炎患者症状的相关分析表明,患者的症状缺乏特异性,且症状之有无及严重程度与内镜所见及组织学分级并无肯定的相关性。

伴有胃黏膜糜烂者,可有少量或大量上消化道出血,长期少量出血可引起缺铁性贫血。胃体萎缩性胃炎可出现恶性贫血,常有全身衰弱、疲软、神情淡漠、隐性黄疸,消化道症状一般较少。

体征多不明显,有时上腹轻压痛,胃体胃炎严重时可有舌炎和贫血。

慢性萎缩性胃炎的临床表现不仅缺乏特异性,而且与病变程度并不完全一致。

五、辅助检查

(一)胃镜及活组织检查

1.胃镜检查

随着内镜器械的长足发展,内镜观察更加清晰。内镜下慢性非萎缩性胃炎可见红斑(点状、片状、条状),黏膜粗糙不平,出血点(斑),黏膜水肿及渗出等基本表现,尚可见糜烂及胆汁反流。萎缩性胃炎则主要表现为黏膜色泽白,不同程度的皱襞变平或消失。在不过度充气状态下,可透见血管纹,轻度萎缩时见到模糊的血管,重度时看到明显血管分支。内镜下肠化黏膜呈灰白色颗粒状小隆起,重者贴近观察有绒毛状变化。肠化也可以呈平坦或凹陷外观的。如果喷撒亚甲蓝色素,肠化区可能出现被染上蓝色,非肠化黏膜不着色。

胃黏膜血管脆性增加可致黏膜下出血,谓之壁内出血,表现为水肿或充血胃黏膜上见点状、斑状或线状出血,可多发、新鲜和陈旧性出血相混杂。如观察到黑色附着物常提示糜烂等致出血。

值得注意的是,少数 Hp 感染性胃炎可有胃体部皱襞肥厚,甚至宽度达到 5 mm 以上,且在适当充气后皱襞不能展平,用活检钳将黏膜提起时,可见帐篷征,这是和恶性浸润性病变鉴别点之一。

2.病理组织学检查

萎缩的确诊依赖于病理组织学检查。萎缩的肉眼与病理之符合率仅为 38%～78%,这与萎缩或肠化甚至 Hp 的分布都是非均匀的,或者说多灶性萎缩性胃炎的胃黏膜萎缩呈灶状分布有关。当然,只要病理活检发现有萎缩,就可诊断为萎缩性胃炎。但如果未能发现萎缩,却不能轻易排除之。如果不取足够多的标本或者内镜医师并未在病变最重部位(这也需要内镜医师的经验)活检,则势必可能遗漏病灶。反之,当在糜烂或溃疡边缘的组织活检时,即使病理发现了萎缩,却不能简单地视为萎缩性胃炎,这是因为活检组织太浅、组织包埋方向不当等因素均可影响萎缩的判断。还有,根除 Hp 可使胃黏膜活动性炎症消退,慢性炎症程度减轻。一些因素可影响结果的判断,如:①活检部位的差异。②Hp 感染时胃黏膜大量炎症细胞浸润,形如萎缩;但根除 Hp 后胃黏膜炎症细胞消退,黏膜萎缩、肠化可望恢复。然而在胃镜活检取材多少问题上,病理学家的要求与内镜医师出现了矛盾。从病理组织学观点来看,5 块或更多则有利于组织学的准确判断,然而,就内镜医师而言,考虑到患者的医疗费用,主张 2～3 块即可。

(二)Hp 检测

活组织病理学检查时可同时检测 Hp,并可在内镜检查时多取 1 块组织做快呋塞米素酶检查以增加诊断的可靠性。其他检查 Hp 的方法包括:①胃黏膜直接涂片或组织切片,然后以 Gram 或 Giemsa 或 Warthin-Starry 染色(经典方法),甚至 HE 染色,免疫组化染色则有助于检测球形 Hp。②细菌培养:为“金标准”;需特殊培养基和微需氧环境,培养时间 3～7 天,阳性率可能不高但特异性高,且可做药物敏感试验。③血清 Hp 抗体测定:多在流行病学调查时用。④尿素呼吸试验:是一种非侵入性诊断法,口服 ^{13}C 或 ^{14}C 标记的尿素后,检测患者呼气中的 $^{13}CO_2$ 或 $^{14}CO_2$ 量,结果准确。⑤聚合酶链反应法(PCR 法):能特异地检出不同来源标本中的 Hp。

根除 Hp 治疗后,可在胃镜复查时重复上述检查,亦可采用非侵入性检查手段,如 ^{13}C 或 ^{14}C 尿素呼气试验、粪便 Hp 抗原检测及血清学检查。应注意,近期使用抗生素、质子泵抑制剂、铋剂等药物,因有暂时抑制 Hp 作用,会使上述检查(血清学检查除外)呈假阴性。

(三)X 线钡剂检查

主要是很好地显示胃黏膜相的气钡双重造影。对于萎缩性胃炎,常常可见胃皱襞相对平坦和减少。但依靠 X 线诊断慢性胃炎价值不如胃镜和病理组织学。

(四)实验室检查

1.胃酸分泌功能测定

非萎缩性胃炎胃酸分泌常正常,有时可以增高。萎缩性胃炎病变局限于胃窦时,胃酸可正常或低酸,低酸是由于泌酸细胞数量减少和 H^+ 向胃壁反弥散所致。测定基础胃液分泌量(BAO)及注射组胺或五肽胃泌素后测定最大泌酸量(MAO)和高峰泌酸量(PAO)以判断胃泌酸功能,有助于萎缩性胃炎的诊断及指导临床治疗。A 型慢性萎缩性胃炎患者多无酸或低酸,B 型慢性萎缩性胃炎患者可正常或低酸,往往在给予酸分泌刺激药后,亦不见胃液和胃酸分泌。

2.胃蛋白酶原(PG)测定

胃体黏膜萎缩时血清 PG Ⅰ 水平及 PG Ⅰ/Ⅱ 比例下降,严重者可伴餐后血清 G-17 水平升高;胃窦黏膜萎缩时餐后血清 G-17 水平下降,严重者可伴 PG Ⅰ 水平及 PG Ⅰ/Ⅱ 比例下降。然而,这主要是一种统计学上的差异。

日本学者发现无症状胃癌患者,本法 85% 阳性,PG Ⅰ 或比值降低者,推荐进一步胃镜检查,以检出伴有萎缩性胃炎的胃癌。该试剂盒用于诊断萎缩性胃炎和判断胃癌倾向在欧洲国家应用要多于我国。

3.血清胃泌素测定

如果以放射免疫法检测血清胃泌素,则正常值应低于 100 pg/mL。慢性萎缩性胃炎胃体为主者,因壁细胞分泌胃酸缺乏、反馈性地 G 细胞分泌胃泌素增多,致胃泌素中度升高。特别是当伴有恶性贫血时,该值可达 1 000 pg/mL 或更高。注意此时要与胃泌素瘤相鉴别,后者是高胃酸分泌。慢性萎缩性胃炎以胃窦为主时,空腹血清胃泌素正常或降低。

4.自身抗体

血清 PCA 和 IFA 阳性对诊断慢性胃体萎缩性胃炎有帮助,尽管血清 IFA 阳性率较低,但胃液中 IFA 的阳性,则十分有助于恶性贫血的诊断。

5.血清维生素 B_{12} 浓度和维生素 B_{12} 吸收试验

慢性胃体萎缩性胃炎时,维生素 B_{12} 缺乏,常低于 200 ng/L。维生素 B_{12} 吸收试验(Schilling 试验)能检测维生素 B_{12} 在末端回肠吸收情况且可与回盲部疾病和严重肾功能障碍相鉴别。同时服用 ^{58}Co 和 ^{57}Co(加有内因子)标记的氰钴素胶囊。此后收集 24 小时尿液。如两者排出率均＞10％则正常,若尿中 ^{58}Co 排出率低于 10％,而 ^{57}Co 的排出率正常则常提示恶性贫血;而两者均降低的常常是回盲部疾病或者肾衰竭者。

六、诊断和鉴别诊断

(一)诊断

鉴于多数慢性胃炎患者无任何症状,或即使有症状也缺乏特异性体征,因此根据症状和体征难以作出慢性胃炎的正确诊断。慢性胃炎的确诊主要依赖于内镜检查和胃黏膜活检组织学检查,尤其是后者的诊断价值更大。

按照悉尼胃炎标准要求,完整的诊断应包括病因、部位和形态学三方面。例如,诊断为"胃窦为主慢性活动性 Hp 胃炎"和"NSAIDs 相关性胃炎"。当胃窦和胃体炎症程度相差 2 级或以上时,加上"为主"修饰词,如"慢性(活动性)胃炎,胃窦显著"。当然这些诊断结论最好是在病理报告后给出,实际的临床工作中,胃镜医师可根据胃镜下表现给予初步诊断。病理诊断则主要依据新悉尼胃炎系统,如(图 2-1)所示。

对于自身免疫性胃炎诊断,要予以足够的重视。因为胃体活检者甚少,或者很少开展 PCA 和 IFA 的检测,诊断该病者很少。为此,如果遇到以全身衰弱和贫血为主要表现,而上消化道症状往往不明显者,应做血清胃泌素测定和/或胃液分析,异常者进一步做维生素 B_{12} 吸收试验,血清维生素 B_{12} 浓度测定可获确诊。注意不能仅仅凭活检组织学诊断本病,特别标本数少时,这是因为 Hp 感染性胃炎后期,胃窦肠化,Hp 上移,胃体炎症变得显著,可与自身免疫性胃炎表现相重叠,但后者胃窦黏膜的变化很轻微。另外,淋巴细胞性胃炎也可出现类似情况,而其并无泌酸腺萎缩。

A 型、B 型萎缩性胃炎特点如下表(表 2-1)。

(二)鉴别诊断

1.功能性消化不良

2006 年,《中国慢性胃炎共识意见》将消化不良症状与慢性胃炎做了对比:一方面慢性胃炎患者可有消化不良的各种症状;另一方面,一部分有消化不良症状者如果胃镜和病理检查无明显阳性发现,可能仅仅为功能性消化不良。当然,少数功能性消化不良患者可同时伴有慢性胃炎。这样在慢性胃炎与消化不良症状功能性消化不良之间形成较为错综复杂的关系。但一般说来,消化不良症状的有无和严重程度与慢性胃炎的内镜所见或组织学分级并无明显相关性。

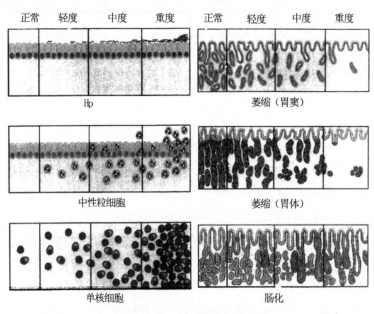

图 2-1　新悉尼胃炎系统

表 2-1　A 型和 B 型慢性萎缩性胃炎的鉴别

项　目		A 型慢性萎缩性胃炎	B 型慢性萎缩性胃炎
部位	胃窦	正常	萎缩
	胃体	弥漫性萎缩	多然性
血清胃泌素		明显升高	不定,可以降低或不变
胃酸分泌		降低	降低或正常
自身免疫抗体(内因子抗体和壁细胞抗体)阳性率		90%	10%
恶性贫血发生率		90%	10%
可能的病因		自身免疫,遗传因素	Hp、化学损伤

2.早期胃癌和胃溃疡

几种疾病的症状有重叠或类似,但胃镜及病理检查可鉴别。重要的是,如遇到黏膜糜烂,尤其是隆起性糜烂,要多取活检和及时复查,以排除早期胃癌。这是因为即使是病理组织学诊断,也有一定局限性。原因主要是:①胃黏膜组织学变化易受胃镜检查前夜的食物(如某些刺激性食物加重黏膜充血)性质、被检查者近日是否吸烟、胃镜操作者手法的熟练程度、患者恶心反应等诸种因素影响。②活检是点的调查,而慢性胃炎病变程度在整个黏膜面上并非一致,要多点活检才能作出全面估计,判断治疗效果时,尽量在黏膜病变较重的区域或部位活检,如系治疗前后比较,则应在相同或相近部位活检。③病理诊断易受病理医师主观经验的影响。

3.慢性胆囊炎与胆石症

其与慢性胃炎症状十分相似,同时并存者亦较多。对于中年女性诊断慢性胃炎时,要仔细询问病史,必要时行胆囊 B 超检查,以了解胆囊情况。

4.其他

慢性肝炎和慢性胰腺疾病等,也可出现与慢性胃炎类似症状,在详询病史后,行必要的影像学检查和特异的实验室检查。

七、预后

慢性萎缩性胃炎常合并肠上皮化生。慢性萎缩性胃炎绝大多数预后良好,少数可癌变,其癌变率为 1%～3%。目前认为慢性萎缩性胃炎若早期发现,及时积极治疗,病变部位萎缩的腺体是可以恢复的,其可转化为非萎缩性胃炎或被治愈,改变了以往人们对慢性萎缩性胃炎不可逆转的认识。根据萎缩性胃炎每年的癌变率为 0.5%～1%,那么,胃镜和病理检查的随访间期定位多长才既提高早期胃癌的诊断率,又方便患者和符合医药经济学要求。这也一直是不同地区和不同学者分歧较大的问题。在我国,城市和乡村由不同胃癌发生率和医疗条件差异。如果纯粹从疾病进展和预防角度考虑,一般认为,不伴有肠化和异型增生的萎缩性胃炎可 1～2 年做内镜和病理随访 1 次;活检有中重度萎缩伴有肠化的萎缩性胃炎 1 年左右随访 1 次。伴有轻度异型增生并剔除取于癌旁者,根据内镜和临床情况缩短至 6～12 个月随访 1 次;而重度异型增生者需立即复查胃镜和病理,必要时手术治疗或内镜下局部治疗。

八、治疗

慢性非萎缩性胃炎的治疗目的是缓解消化不良症状和改善胃黏膜炎症。治疗应尽可能针对病因,遵循个体化原则。消化不良症状的处理与功能性消化不良相同。无症状、Hp 阴性的非萎缩性胃炎无须特殊治疗。

(一)一般治疗

慢性萎缩性胃炎患者,不论其病因如何,均应戒烟、忌酒,避免使用损害胃黏膜的药物如 NSAIDs 等，及避免对胃黏膜有刺激性的食物和饮品，如过于酸、甜、咸、辛辣和过热、过冷食物，浓茶、咖啡等，饮食宜规律，少吃油炸、烟熏、腌制食物，不食腐烂变质的食物，多吃新鲜蔬菜和水果，所食食品要新鲜并富于营养，保证有足够的蛋白质、维生素（如维生素 C 和叶酸等）及铁质摄入，精神上乐观，生活要规律。

(二)针对病因或发病机制的治疗

1.根除 Hp

慢性非萎缩性胃炎的主要症状为消化不良，其症状应归属于功能性消化不良范畴。目前，国内外均推荐对 Hp 阳性的功能性消化不良行根除治疗。因此，有消化不良症状的 Hp 阳性慢性非萎缩性胃炎患者均应根除 Hp。另外，如果伴有胃黏膜糜烂，也该根除 Hp。大量研究结果表明，根除 Hp 可使胃黏膜组织学得到改善；对预防消化性溃疡和胃癌等有重要意义；对改善或消除消化不良症状具有费用-疗效比优势。

2.保护胃黏膜

关于胃黏膜屏障功能的研究由来已久。1964 年，美国密歇根大学 Horace Willard Davenport 博士首次提出"胃黏膜具有阻止 H^+ 自胃腔向黏膜内扩散的屏障作用"。1975 年，美国密歇根州 Upjohn 公司的 A.Robert 博士发现前列腺素可明显防止或减轻 NSAIDs 和应激等对胃黏膜的损伤，其效果呈剂量依赖性。从而提出细胞保护的概念。1996 年，加拿大的 Wallace 教授较全面阐述胃黏膜屏障，根据解剖和功能将胃黏膜的防御修复分为 5 个层次——黏液-HCO_3^- 屏障、单层柱状上皮屏障、胃黏膜血流量、免疫细胞-炎症反应和修复重建因子作用等。至关重要的上皮屏障主要包括胃上皮细胞顶膜能抵御高浓度酸、胃上皮细胞之间紧密连接、胃上皮抗原呈递，免疫探及并限制潜在有害物质，并且它们大约每 72 小时完全更新一次。这说明它起着关键作用。

近年来，有关前列腺素和胃黏膜血流量等成为胃黏膜保护领域的研究热点。这与 NSAIDs 药物的广泛应用带来的不良反应日益引起学者的重视有关。美国加州大学戴维斯分校的 Tarnawski 教授的研究显示，前列腺素保护胃黏膜抵抗致溃疡及致坏死因素损害的机制不仅是抑制胃酸分泌。当然表皮生长因子（EGF）、成纤维生长因子（bFGF）和血管内皮生长因子（VEGF）及热休克蛋白等都是重要的黏膜保护因子，在抵御黏膜损害中起重要作用。

然而，当机体遇到有害因素强烈攻击时，仅依靠自身的防御修复能力是不够的，强化黏膜防卫能力，促进黏膜的修复是治疗胃黏膜损伤的重要环节之一。具有保护和增强胃黏膜防御功能或者防止胃黏膜屏障受到损害的一类药物统称为胃黏膜保护药。包括铝碳酸镁、硫糖铝、胶体铋剂、地诺前列酮、替普瑞酮、吉法酯、谷氨酰胺类、瑞巴派特等药物。另外,吉法酯能增加胃黏膜更新,提高细胞再生能力,增强胃黏膜对胃酸的抵抗能力,达到保护胃黏膜作用。

3.抑制胆汁反流

促动力药如多潘立酮可防止或减少胆汁反流;胃黏膜保护药,特别是有结合胆酸作用的铝碳酸镁制剂,可增强胃黏膜屏障、结合胆酸,从而减轻或消除胆汁反流所致的胃黏膜损害。考来烯胺可络合反流至胃内的胆盐,防止胆汁酸破坏胃黏膜屏障,方法为每次 3～4 g,每天 3～4 次。

(三)对症处理

消化不良症状的治疗由于临床症状与慢性非萎缩性胃炎之间并不存在明确关系,因此症状治疗事实上属于功能性消化不良的经验性治疗。慢性胃炎伴胆汁反流者可应用促动力药(如多潘立酮)和/或有结合胆酸作用的胃黏膜保护药(如铝碳酸镁制剂)。

(1)有胃黏膜糜烂和/或以反酸、上腹痛等症状为主者,可根据病情或症状严重程度选用抗酸药、H_2 受体拮抗药或质子泵抑制剂(PPI)。

(2)促动力药如多潘立酮、马来酸曲美布汀、莫沙必利、盐酸伊托必利主要用于上腹饱胀、恶心或呕吐等为主要症状者。

(3)胃黏膜保护药如硫糖铝、瑞巴派特、替普瑞酮、吉法酯、依卡倍特适用于有胆汁反流、胃黏膜损害和/或症状明显者。

(4)抗抑郁药或抗焦虑治疗:可用于有明显精神因素的慢性胃炎伴消化不良症状患者,同时应予耐心解释或心理治疗。

(5)助消化治疗:对于伴有腹胀、食欲缺乏等消化不良症状而无明显上述胃灼热、反酸、上腹饥饿痛症状者,可选用含有胃酶、胰酶和肠酶等复合酶制剂治疗。

(6)其他对症治疗:包括解痉止痛、止吐、改善贫血等。

(7)对于贫血,若为缺铁,应补充铁剂。大细胞贫血者根据维生素 B_{12} 或叶酸缺乏分别给予补充。

第三节　消化性溃疡

消化性溃疡(peptic ulcer)主要指发生在胃和十二指肠的慢性溃疡,即胃溃疡(gastric ulcer,GU)和十二指肠溃疡(duodenal ulcer,DU),因溃疡形成与胃酸/胃蛋白酶的消化作用有关而得名。溃疡的黏膜缺损超过黏膜肌层,不同于糜烂。

一、流行病学

消化性溃疡是全球性常见病。西方国家资料显示,自 20 世纪 50 年代以后,消化性溃疡发病率呈下降趋势。我国临床统计资料提示,消化性溃疡患病率在近十多年来亦开始呈下降趋势。本病可发生于任何年龄,但中年最为常见,DU多见于青壮年,而 GU 多见于中老年,后者发病高峰比前者约迟 10 年。男性患病比女性较多。临床上,DU 比 GU 为多见,两者之比为(2～3)∶1,但有地区差异,在胃癌高发区 GU 所占的比例有增加。

二、病因和发病机制

在正常生理情况下,胃十二指肠黏膜经常接触有强侵蚀力的胃酸和在酸性环境下被激活、能水解蛋白质的胃蛋白酶。此外,还经常受摄入的各种有害物质的侵袭,但却能抵御这些侵袭因素的损害,维持黏膜的完整性,这是因为胃十二指肠黏膜具有一系列防御和修复机制。目前认为,胃十二指肠黏膜的这一完善而有效的防御和修复机制,足以抵抗胃酸/胃蛋白酶的侵蚀。一般而言,只有当某些因素损害了这一机制才可能发生胃酸/胃蛋白酶侵蚀黏膜而导致溃疡形成。近年的研究已经明确,Hp 和非甾体抗炎药是损害胃十二指肠黏膜屏障从而导致消化性溃疡发病的最常见病因。少见的特殊情况,当过度胃酸分泌远远超过黏膜的防御和修复作用也可能导致消化性溃疡发生。现将这些病因及其导致溃疡发生的机制分述如下。

(一)幽门螺杆菌(Helicobacter pylori,*H.pylori*)

确认幽门螺杆菌为消化性溃疡的重要病因主要基于两方面的证据:①消化性溃疡患者的幽门螺杆菌检出率显著高于对照组的普通人群,在 DU 的检出率约为 90%、GU 为 70%～80%(幽门螺杆菌阴性的消化性溃疡患者往往能找到

NSAIDs 服用史等其他原因);②大量临床研究肯定,成功根除幽门螺杆菌后溃疡复发率明显下降,用常规抑酸治疗后愈合的溃疡年复发率为 $50\%\sim70\%$,而根除幽门螺杆菌可使溃疡复发率降至 5% 以下,这就表明去除病因后消化性溃疡可获治愈。至于何以在感染幽门螺杆菌的人群中仅有少部分人(约 15%)发生消化性溃疡,一般认为,这是幽门螺杆菌、宿主和环境因素三者相互作用的不同结果。

幽门螺杆菌感染导致消化性溃疡发病的确切机制尚未阐明。目前比较普遍接受的一种假说试图将幽门螺杆菌、宿主和环境 3 个因素在 DU 发病中的作用统一起来。该假说认为,胆酸对幽门螺杆菌生长具有强烈的抑制作用,因此正常情况下幽门螺杆菌无法在十二指肠生存,十二指肠球部酸负荷增加是 DU 发病的重要环节,因为酸可使结合胆酸沉淀,从而有利于幽门螺杆菌在十二指肠球部生长。幽门螺杆菌只能在胃上皮组织定植,因此在十二指肠球部存活的幽门螺杆菌只有当十二指肠球部发生胃上皮化生才能定植下来,而据认为十二指肠球部的胃上皮化生是十二指肠对酸负荷的一种代偿反应。十二指肠球部酸负荷增加的原因,一方面与幽门螺杆菌感染引起慢性胃窦炎有关,幽门螺杆菌感染直接或间接作用于胃窦 D、G 细胞,削弱了胃酸分泌的负反馈调节,从而导致餐后胃酸分泌增加;另一方面,吸烟、应激和遗传等因素均与胃酸分泌增加有关。定植在十二指肠球部的幽门螺杆菌引起十二指肠炎症,炎症削弱了十二指肠黏膜的防御和修复功能,在胃酸/胃蛋白酶的侵蚀下最终导致 DU 发生。十二指肠炎症同时导致十二指肠黏膜分泌碳酸氢盐减少,间接增加十二指肠的酸负荷,进一步促进 DU 的发生和发展过程。

对幽门螺杆菌引起 GU 的发病机制研究较少,一般认为是幽门螺杆菌感染引起的胃黏膜炎症削弱了胃黏膜的屏障功能,胃溃疡好发于非泌酸区与泌酸区交界处的非泌酸区侧,反映了胃酸对屏障受损的胃黏膜的侵蚀作用。

(二)非甾体抗炎药(NSAIDs)

NSAIDs 是引起消化性溃疡的另一个常见病因。大量研究资料显示,服用 NSAIDs 患者发生消化性溃疡及其并发症的危险性显著高于普通人群。临床研究报道,在长期服用 NSAIDs 患者中 $10\%\sim25\%$ 可发现胃或十二指肠溃疡,有 $1\%\sim4\%$ 的患者发生出血、穿孔等溃疡并发症。NSAIDs 引起的溃疡以 GU 较 DU 多见。溃疡形成及其并发症发生的危险性除与服用 NSAIDs 种类、剂量、疗程有关外,尚与高龄、同时服用抗凝血药、糖皮质激素等因素有关。

NSAIDs 通过削弱黏膜的防御和修复功能而导致消化性溃疡发病,损害作用包括局部作用和系统作用两方面,系统作用是主要致溃疡机制,主要是通过抑制环加氧酶(COX)而起作用。COX 是花生四烯酸合成前列腺素的关键限速酶,COX 有两种异构体,即结构型 COX-1 和诱生型 COX-2。COX-1 在组织细胞中恒量表达,催化生理性前列腺素合成而参与机体生理功能调节;COX-2 主要在病理情况下由炎症刺激诱导产生,促进炎症部位前列腺素的合成。传统的 NSAIDs 如阿司匹林、吲哚美辛等旨在抑制COX-2而减轻炎症反应,但特异性差,同时抑制了 COX-1,导致胃肠黏膜生理性前列腺素 E 合成不足。后者通过增加黏液和碳酸氢盐分泌、促进黏膜血流增加、细胞保护等作用在维持黏膜防御和修复功能中起重要作用。

NSAIDs 和幽门螺杆菌是引起消化性溃疡发病的两个独立因素,至于两者是否有协同作用则尚无定论。

(三)胃酸和胃蛋白酶

消化性溃疡的最终形成是由于胃酸/胃蛋白酶对黏膜自身消化所致。因胃蛋白酶活性是 pH 依赖性的,在 pH>4 时便失去活性,因此,在探讨消化性溃疡发病机制和治疗措施时主要考虑胃酸。无酸情况下罕有溃疡发生及抑制胃酸分泌药物能促进溃疡愈合的事实均确证胃酸在溃疡形成过程中的决定性作用,是溃疡形成的直接原因。胃酸的这一损害作用一般只有在正常黏膜防御和修复功能遭受破坏时才能发生。

DU 患者中约有 1/3 存在五肽胃泌素刺激的最大酸排量(MAO)增高,其余患者 MAO 多在正常高值,DU 患者胃酸分泌增高的可能因素及其在 DU 发病中的间接及直接作用已如前述。GU 患者基础酸排量(BAO)及 MAO 多属正常或偏低。对此,可能解释为 GU 患者多伴多灶萎缩性胃炎,因而胃体壁细胞泌酸功能已受影响,而 DU 患者多为慢性胃窦炎,胃体黏膜未受损或受损轻微因而仍能保持旺盛的泌酸能力。少见的特殊情况如胃泌素瘤患者,极度增加的胃酸分泌的攻击作用远远超过黏膜的防御作用,而成为溃疡形成的起始因素。近年来,非幽门螺杆菌、非 NSAIDs(也非胃泌素瘤)相关的消化性溃疡报道有所增加,这类患者病因未明,是否与高酸分泌有关尚有待研究。

(四)其他因素

下列因素与消化性溃疡发病有不同程度的关系。

(1)吸烟:吸烟者消化性溃疡发生率比不吸烟者高,吸烟影响溃疡愈合和促进溃疡复发。吸烟影响溃疡形成和愈合的确切机制未明,可能与吸烟增加胃酸分泌、减少十二指肠及胰腺碳酸氢盐分泌、影响胃十二指肠协调运动、黏膜损害性氧自由基增加等因素有关。

（2）遗传：遗传因素曾一度被认为是消化性溃疡发病的重要因素，但随着幽门螺杆菌在消化性溃疡发病中的重要作用得到认识，遗传因素的重要性受到挑战。例如，消化性溃疡的家族史可能是幽门螺杆菌感染的"家庭聚集"现象；O 型血胃上皮细胞表面表达更多黏附受体而有利于幽门螺杆菌定植。因此，遗传因素的作用尚有待进一步研究。

（3）急性应激可引起应激性溃疡已是共识。但在慢性溃疡患者，情绪应激和心理障碍的致病作用却无定论。临床观察发现长期精神紧张、过劳，确实易使溃疡发作或加重，但这多在慢性溃疡已经存在时发生，因此情绪应激可能主要起诱因作用，可能通过神经内分泌途径影响胃十二指肠分泌、运动和黏膜血流的调节。

（4）胃十二指肠运动异常：研究发现部分 DU 患者胃排空增快，这可使十二指肠球部酸负荷增大；部分 GU 患者有胃排空延迟，这可增加十二指肠液反流入胃，加重胃黏膜屏障损害。但目前认为，胃肠运动障碍不大可能是原发病因，但可加重幽门螺杆菌或 NSAIDs 对黏膜的损害。

概言之，消化性溃疡是一种多因素疾病，其中幽门螺杆菌感染和服用 NSAIDs 是已知的主要病因，溃疡发生是黏膜侵袭因素和防御因素失平衡的结果，胃酸在溃疡形成中起关键作用。

三、病理

DU 发生在球部，前壁比较常见；GU 多在胃角和胃窦小弯。组织学上，GU 大多发生在幽门腺区（胃窦）与泌酸腺区（胃体）交界处的幽门腺区一侧。幽门腺区黏膜可随年龄增长而扩大［假幽门腺化生和/或肠化生］，使其与泌酸腺区之交界线上移，故老年患者 GU 的部位多较高。溃疡一般为单个，也可多个，呈圆形或椭圆形。DU 直径多＜10 mm，GU 要比 DU 稍大。亦可见到直径＞2 cm 的巨大溃疡。溃疡边缘光整、底部洁净，由肉芽组织构成，上面覆盖有灰白色或灰黄色纤维渗出物。活动性溃疡周围黏膜常有炎症水肿。溃疡浅者累及黏膜肌层，深者达肌层甚至浆膜层，溃破血管时引起出血，穿破浆膜层时引起穿孔。溃疡愈合时周围黏膜炎症、水肿消退，边缘上皮细胞增生覆盖溃疡面，其下的肉芽组织纤维转化，变为瘢痕，瘢痕收缩使周围黏膜皱襞向其集中。

四、临床表现

上腹痛是消化性溃疡的主要症状,但部分患者可无症状或症状较轻以致不为患者所注意,而以出血、穿孔等并发症为首发症状。典型的消化性溃疡有如下临床特点:①慢性过程,病史可达数年至数十年;②周期性发作,发作与自发缓解相交替,发作期可为数周或数月,缓解期亦长短不一,短者数周、长者数年;发作常有季节性,多在秋冬或冬春之交发病,可因精神情绪不良或过劳而诱发;③发作时上腹痛呈节律性,表现为空腹痛即餐后 2～4 小时或(及)午夜痛,腹痛多为进食或服用抗酸药所缓解,典型节律性表现在 DU 多见。

(一)症状

上腹痛为主要症状,性质多为灼痛,亦可为钝痛、胀痛、剧痛或饥饿样不适感。多位于中上腹,可偏右或偏左。一般为轻至中度持续性痛。疼痛常有典型的节律性如上述。腹痛多在进食或服用抗酸药后缓解。

部分患者无上述典型表现的疼痛,而仅表现为无规律性的上腹隐痛或不适。具或不具典型疼痛者均可伴有反酸、嗳气、上腹胀等症状。

(二)体征

溃疡活动时上腹部可有局限性轻压痛,缓解期无明显体征。

五、特殊类型的消化性溃疡

(一)复合溃疡

复合溃疡指胃和十二指肠同时发生的溃疡。DU 往往先于 GU 出现。幽门梗阻发生率较高。

(二)幽门管溃疡

幽门管位于胃远端,与十二指肠交界,长约 2 cm。幽门管溃疡与 DU 相似,胃酸分泌一般较高。幽门管溃疡上腹痛的节律性不明显,对药物治疗反应较差,呕吐较多见,较易发生幽门梗阻、出血和穿孔等并发症。

(三)球后溃疡

DU 大多发生在十二指肠球部,发生在球部远段十二指肠的溃疡称球后溃疡。多发生在十二指肠乳头的近端。具 DU 的临床特点,但午夜痛及背部放射痛多见,对药物治疗反应较差,较易并发出血。

(四)巨大溃疡

巨大溃疡指直径＞2 cm 的溃疡。对药物治疗反应较差、愈合时间较慢,易发生慢性穿透或穿孔。胃的巨大溃疡注意与恶性溃疡鉴别。

(五)老年人消化性溃疡

近年,老年人发生消化性溃疡的报道增多。临床表现多不典型,GU多位于胃体上部甚至胃底部,溃疡常较大,易误诊为胃癌。

(六)无症状性溃疡

约15%消化性溃疡患者可无症状,而以出血、穿孔等并发症为首发症状。可见于任何年龄,以老年人较多见;NSAIDs引起的溃疡近半数无症状。

六、实验室和其他检查

(一)胃镜检查

胃镜检查是确诊消化性溃疡首选的检查方法。胃镜检查不仅可对胃十二指肠黏膜直接观察、摄像,还可在直视下取活组织作病理学检查及幽门螺杆菌检测,因此胃镜检查对消化性溃疡的诊断及胃良、恶性溃疡鉴别诊断的准确性高于X线钡餐检查。例如,在溃疡较小或较浅时钡餐检查有可能漏诊;钡餐检查发现十二指肠球部畸形可有多种解释;活动性上消化道出血是钡餐检查的禁忌证;胃的良、恶性溃疡鉴别必须由活组织检查来确定。

内镜下消化性溃疡多呈圆形或椭圆形,也有呈线形,边缘光整,底部覆有灰黄色或灰白色渗出物,周围黏膜可有充血、水肿,可见皱襞向溃疡集中。内镜下溃疡可分为活动期(A)、愈合期(H)和瘢痕期(S)3个病期,其中每个病期又可分为1和2两个阶段。

(二)X线钡餐检查

X线钡餐检查适用于对胃镜检查有禁忌或不愿接受胃镜检查者。溃疡的X线征象有直接和间接两种:龛影是直接征象,对溃疡有确诊价值;局部压痛、十二指肠球部激惹和球部畸形、胃大弯侧痉挛性切迹均为间接征象,仅提示可能有溃疡。

(三)幽门螺杆菌检测

幽门螺杆菌检测应列为消化性溃疡诊断的常规检查项目,因为有无幽门螺杆菌感染决定治疗方案的选择。检测方法分为侵入性和非侵入性两大类。前者需通过胃镜检查取胃黏膜活组织进行检测,主要包括快呋塞米素酶试验、组织学检查和幽门螺杆菌培养;后者主要有^{13}C或^{14}C尿素呼气试验、粪便幽门螺杆菌抗原检测及血清学检查(定性检测血清抗幽门螺杆菌IgG抗体)。

快呋塞米素酶试验是侵入性检查的首选方法,操作简便、费用低。组织学检查可直接观察幽门螺杆菌,与快呋塞米素酶试验结合,可提高诊断准确率。幽门螺杆菌培养技术要求高,主要用于科研。^{13}C或^{14}C尿素呼气试验检测幽门螺杆菌敏感性及特异性高而无须胃镜检查,可作为根除治疗后复查的首选方法。

应注意,近期应用抗生素、质子泵抑制剂、铋剂等药物,因有暂时抑制幽门螺杆菌作用,会使上述检查(血清学检查除外)呈假阴性。

(四)胃液分析和血清胃泌素测定

一般仅在疑有胃泌素瘤时做鉴别诊断之用。

七、诊断和鉴别诊断

(一)诊断

慢性病程、周期性发作的节律性上腹疼痛,且上腹痛可为进食或抗酸药所缓解的临床表现是诊断消化性溃疡的重要临床线索。但应注意,一方面有典型溃疡样上腹痛症状者不一定是消化性溃疡,另一方面部分消化性溃疡患者症状可不典型甚至无症状。因此,单纯依靠病史难以作出可靠诊断。确诊有赖胃镜检查。X线钡餐检查发现龛影亦有确诊价值。

(二)鉴别诊断

鉴别诊断本病主要临床表现为慢性上腹痛,当仅有病史和体检资料时,需与其他有上腹痛症状的疾病如肝、胆、胰、肠疾病和胃的其他疾病相鉴别。功能性消化不良临床常见且临床表现与消化性溃疡相似,应注意鉴别。如做胃镜检查,可确定有无胃十二指肠溃疡存在。胃镜检查如见胃十二指肠溃疡,应注意与引起胃十二指肠溃疡的少见特殊病因或以溃疡为主要表现的胃十二指肠肿瘤鉴别。其中,与胃癌、胃泌素瘤的鉴别要点如下。

1.胃癌

内镜或X线检查见到胃的溃疡,必须进行良性溃疡(胃溃疡)与恶性溃疡(胃癌)的鉴别。Ⅲ型(溃疡型)早期胃癌单凭内镜所见与良性溃疡鉴别有困难,放大内镜和染色内镜对鉴别有帮助,但最终必须依靠直视下取活组织检查鉴别。恶性溃疡的内镜特点为:①溃疡形状不规则,一般较大;②底凹凸不平、苔污秽;③边缘呈结节状隆起;④周围皱襞中断;⑤胃壁僵硬、蠕动减弱(X线钡餐检查亦可见上述相应的X线征)。活组织检查可以确诊,但必须强调,对于怀疑胃癌而一次活检阴性者,必须在短期内复查胃镜进行再次活检;即使内镜下诊断为良性溃疡且活检阴性,仍有漏诊胃癌的可能,因此对初诊为胃溃疡者,必须在完成正规治疗的疗程后进行胃镜复查,胃镜复查溃疡缩小或愈合不是鉴别良、恶性溃疡的最终依据,必须重复活检加以证实。

2.胃泌素瘤

胃泌素瘤亦称 Zollinger-Ellison 综合征,是胰腺非 β 细胞瘤分泌大量胃泌素所致。肿瘤往往很小(直径<1 cm),生长缓慢,半数为恶性。大量胃泌素可刺激壁细胞增生,分泌大量胃酸,使上消化道经常处于高酸环境,导致胃十二指肠球部和不典型部位(十二指肠降段、横段、甚或空肠近端)发生多发性溃疡。胃泌素瘤与普通消化性溃疡的鉴别要点是该病溃疡发生于不典型部位,具难治性特点,有过高胃酸分泌(BAO 和 MAO 均明显升高,且 BAO/MAO>60%)及高空腹血清胃泌素(>200 pg/mL,常>500 pg/mL)。

八、并发症

(一)出血

溃疡侵蚀周围血管可引起出血。出血是消化性溃疡最常见的并发症,也是上消化道大出血最常见的病因(约占所有病因的 50%)。

(二)穿孔

溃疡病灶向深部发展穿透浆膜层则并发穿孔。溃疡穿孔临床上可分为急性、亚急性和慢性 3 种类型,以第一种常见。急性穿孔的溃疡常位于十二指肠前壁或胃前壁,发生穿孔后胃肠的内容物漏入腹腔而引起急性腹膜炎。十二指肠或胃后壁的溃疡深至浆膜层时已与邻近的组织或器官发生粘连,穿孔时胃肠内容物不流入腹腔,称为慢性穿孔,又称为穿透性溃疡。这种穿透性溃疡改变了腹痛规律,变得顽固而持续,疼痛常放射至背部。邻近后壁的穿孔或游离穿孔较小,只引起局限性腹膜炎时称亚急性穿孔,症状较急性穿孔轻而体征较局限,且易漏诊。

(三)幽门梗阻

幽门梗阻主要是由 DU 或幽门管溃疡引起。溃疡急性发作时可因炎症水肿和幽门部痉挛而引起暂时性梗阻,可随炎症的好转而缓解;慢性梗阻主要由于瘢痕收缩而呈持久性。幽门梗阻临床表现为:餐后上腹饱胀、上腹疼痛加重,伴有恶心、呕吐,大量呕吐后症状可以改善,呕吐物含发酵酸性宿食。严重呕吐可致失水和低氯低钾性碱中毒。可发生营养不良和体重减轻。体检可见胃型和胃蠕动波,清晨空腹时检查胃内有振水声。进一步做胃镜或 X 线钡剂检查可确诊。

(四)癌变

少数 GU 可发生癌变,DU 则否。GU 癌变发生于溃疡边缘,据报道癌变率在 1‰左右。长期慢性 GU 病史、年龄在 45 岁以上、溃疡顽固不愈者应提高警惕。对可疑癌变者,在胃镜下取多点活检做病理检查;在积极治疗后复查胃镜,直到溃疡完全愈合;必要时定期随访复查。

九、治疗

治疗的目的是消除病因、缓解症状、愈合溃疡、防止复发和防治并发症。针对病因的治疗如根除幽门螺杆菌,有可能彻底治愈溃疡病,是近年消化性溃疡治疗的一大进展。

(一)一般治疗

生活要有规律,避免过度劳累和精神紧张。注意饮食规律,戒烟、酒。服用 NSAIDs 者尽可能停用,即使未用亦要告诫患者今后慎用。

(二)治疗消化性溃疡的药物及其应用

治疗消化性溃疡的药物可分为抑制胃酸分泌的药物和保护胃黏膜的药物两大类,主要起缓解症状和促进溃疡愈合的作用,常与根除幽门螺杆菌治疗配合使用。现就这些药物的作用机制及临床应用分别简述如下。

1.抑制胃酸药物

溃疡的愈合与抑酸治疗的强度和时间成正比。抗酸药具中和胃酸作用,可迅速缓解疼痛症状,但一般剂量难以促进溃疡愈合,故目前多作为加强止痛的辅助治疗。H_2 受体阻滞剂(H_2RA)可抑制基础及刺激的胃酸分泌,以前一作用为主,而后一作用不如 PPI 充分。使用推荐剂量各种 H_2RA 溃疡愈合率相近,不良反应发生率均低。西咪替丁可通过血-脑屏障,偶有精神异常不良反应;与雄激素受体结合而影响性功能;经肝细胞色素 P450 代谢而延长华法林、苯妥英钠、茶碱等药物的肝内代谢。雷尼替丁、法莫替丁和尼扎替丁上述不良反应较少。已证明 H_2RA 全日剂量于睡前顿服的疗效与 1 天 2 次分服相仿。由于该类药物价格较 PPI 便宜,临床上特别适用于根除幽门螺杆菌疗程完成后的后续治疗,及某些情况下预防溃疡复发的长程维持治疗。质子泵抑制剂(PPI)作用于壁细胞胃酸分泌终末步骤中的关键酶H^+,K^+-ATP酶,使其不可逆失活,因此抑酸作用比 H_2RA 更强且作用持久。与 H_2RA 相比,PPI 促进溃疡愈合的速度较快、溃疡愈合率较高,因此特别适用于难治性溃疡或 NSAIDs 溃疡患者不能停用 NSAIDs 时的治疗。对根除幽门螺杆菌治疗,PPI 与抗生素的协同作用较 H_2RA 好,因此是根除幽门螺杆菌治疗方案中最常用的基础药物。使用推荐剂量的各种 PPI,对消化性溃疡的疗效相仿,不良反应均少。

2.保护胃黏膜药物

硫糖铝和胶体铋目前已少用作治疗消化性溃疡的一线药物。枸橼酸铋钾(胶体次枸橼酸铋)因兼有较强抑制幽门螺杆菌作用,可作为根除幽门螺杆菌联合治疗方案的组分,但要注意此药不能长期服用,因会过量蓄积而引起神经毒性。米索前列醇具有抑制胃酸分泌、增加胃十二指肠黏膜的黏液及碳酸氢盐分泌和增加黏膜血流等作用,主要用于 NSAIDs 溃疡的预防,腹泻是常见不良反应,因会引起子宫收缩,故孕妇忌服。

(三)根除幽门螺杆菌治疗

对幽门螺杆菌感染引起的消化性溃疡,根除幽门螺杆菌不但可促进溃疡愈合,而且可预防溃疡复发,从而彻底治愈溃疡。因此,凡有幽门螺杆菌感染的消化性溃疡,无论初发或复发、活动或静止、有无并发症,均应予以根除幽门螺杆菌治疗。

1.根除幽门螺杆菌的治疗方案

已证明在体内具有杀灭幽门螺杆菌作用的抗生素有克拉霉素、阿莫西林、甲硝唑(或替硝唑)、四环素、呋喃唑酮、某些喹诺酮类如左氧氟沙星等。PPI 及胶体铋体内能抑制幽门螺杆菌,与上述抗生素有协同杀菌作用。目前尚无单一药物可有效根除幽门螺杆菌,因此必须联合用药。应选择幽门螺杆菌根除率高的治疗方案力求一次根除成功。研究证明以 PPI 或胶体铋为基础加上两种抗生素的三联治疗方案有较高根除率。这些方案中,以 PPI 为基础的方案所含 PPI 能通过抑制胃酸分泌提高口服抗生素的抗菌活性从而提高根除率,再者 PPI 本身具有快速缓解症状和促进溃疡愈合作用,因此是临床中最常用的方案。而其中,又以 PPI 加克拉霉素再加阿莫西林或甲硝唑的方案根除率最高。幽门螺杆菌根除失败的主要原因是患者的服药依从性问题和幽门螺杆菌对治疗方案中抗生素的耐药性。因此,在选择治疗方案时要了解所在地区的耐药情况,近年世界不少国家和我国一些地区幽门螺杆菌对甲硝唑和克拉霉素的耐药率在增加,应引起注意。呋喃唑酮(200 mg/d,分 2 次)耐药性少见、价廉,国内报道用呋喃唑酮代替克拉霉素或甲硝唑的三联疗法亦可取得较高的根除率,但要注意呋喃唑酮引起的周围神经炎和溶血性贫血等不良反应。治疗失败后的再治疗比较困难,可换用另外两种抗生素(阿莫西林原发和继发耐药均极少见,可以不换)如 PPI 加左氧氟沙星(500 mg/d,每天 1 次)和阿莫西林,或采用 PPI 和胶体铋合用再加四环素(1 500 mg/d,每天 2 次)和甲硝唑的四联疗法。

2.根除幽门螺杆菌治疗结束后的抗溃疡治疗

在根除幽门螺杆菌疗程结束后,继续给予一个常规疗程的抗溃疡治疗(如 DU 患者予 PPI 常规剂量、每天 1 次、总疗程 2~4 周,或 H_2RA 常规剂量、疗程 4~6 周;GU 患者 PPI 常规剂量、每天 1 次、总疗程 4~6 周,或 H_2RA 常规剂量、疗程 6~8 周)是最理想的。这在有并发症或溃疡面积大的患者尤为必要,但对无并发症且根除治疗结束时症状已得到完全缓解者,也可考虑停药以节省药物费用。

3.根除幽门螺杆菌治疗后复查

治疗后应常规复查幽门螺杆菌是否已被根除,复查应在根除幽门螺杆菌治疗结束至少 4 周后进行,且在检查前停用 PPI 或铋剂 2 周,否则会出现假阴性。可采用非侵入性的 ^{13}C 或 ^{14}C 尿素呼气试验,也可通过胃镜在检查溃疡是否愈合的同时取活检做尿素酶和/或组织学检查。对未排除胃恶性溃疡或有并发症的消化性溃疡应常规进行胃镜复查。

(四)NSAIDs 溃疡的治疗、复发预防及初始预防

对服用 NSAIDs 后出现的溃疡,如情况允许应立即停用 NSAIDs,如病情不允许可换用对黏膜损伤少的 NSAIDs 如特异性 COX-2 抑制剂(如塞来昔布)。对停用 NSAIDs 者,可予常规剂量常规疗程的 H_2RA 或 PPI 治疗;对不能停用 NSAIDs 者,应选用 PPI 治疗(H_2RA 疗效差)。因幽门螺杆菌和 NSAIDs 是引起溃疡的两个独立因素,因此应同时检测幽门螺杆菌,如有幽门螺杆菌感染应同时根除幽门螺杆菌。溃疡愈合后,如不能停用 NSAIDs,无论幽门螺杆菌阳性还是阴性都必须继续 PPI 或米索前列醇长程维持治疗以预防溃疡复发。对初始使用 NSAIDs 的患者是否应常规给药预防溃疡的发生仍有争论。已明确的是,对于发生 NSAIDs 溃疡并发症的高危患者,如既往有溃疡病史、高龄、同时应用抗凝血药(包括低剂量的阿司匹林)或糖皮质激素者,应常规予抗溃疡药物预防,目前认为 PPI 或米索前列醇预防效果较好。

(五)溃疡复发的预防

有效根除幽门螺杆菌及彻底停服 NSAIDs,可消除消化性溃疡的两大常见病因,因而能大大减少溃疡复发。对溃疡复发同时伴有幽门螺杆菌感染复发(再感染或复燃)者,可予根除幽门螺杆菌再治疗。下列情况则需用长程维持治疗来预防溃疡复发:①不能停用 NSAIDs 的溃疡患者,无论幽门螺杆菌阳性还是阴性(如前述);②幽门螺杆菌相关溃疡,幽门螺杆菌感染未能被根除;③幽门螺杆菌阴性的溃疡(非幽门螺杆菌、NSAIDs 溃疡);④幽门螺杆菌相关溃疡,幽门螺杆菌虽已被根除,但曾有严重并发症的高龄或有严重伴随病患者。长程维持治疗一般以 H_2RA 或 PPI 常规剂量的半量维持,而 NSAIDs 溃疡复发的预防多用 PPI 或米索前列醇,已如前述。

(六)外科手术指征

由于内科治疗的进展,目前外科手术主要限于少数有并发症者,包括:①大量出血经内科治疗无效;②急性穿孔;③瘢痕性幽门梗阻;④胃溃疡癌变;⑤严格内科治疗无效的顽固性溃疡。

十、预后

由于内科有效治疗的发展,预后远较过去为佳,病死率显著下降。死亡主要见于高龄患者,死亡的主要原因是并发症,特别是大出血和急性穿孔。

第四节 应激性溃疡

应激性溃疡(stress ulcer,SU)又称急性胃黏膜病变(acute gastric mucosa lesion,AGML)或急性应激性黏膜病(acute stress mucosal lesion,ASML),是指机体在各类严重创伤或疾病等应激状态下发生的食管、胃或十二指肠等部位黏膜的急性糜烂或溃疡。Curling 最早在 1842 年观察到严重烧伤患者易发急性胃十二指肠溃疡出血。1932 年,Cushing 报告颅脑损伤患者易伴发 SU。现已证实,SU 在重症患者中很常见,75%~100%的重症患者在进入 ICU 24 小时内发生 SU。0.6%~6%的 SU 并发消化道大出血,而一旦并发大出血,会导致约50%患者死亡。SU 病灶通常较浅,很少侵及黏膜肌层以下,穿孔少见。

一、病因

诱发 SU 的病因较多,常见病因包括严重创伤及大手术后、全身严重感染、多脏器功能障碍综合征和/或多脏器功能衰竭、休克及心肺脑复苏后、心脑血管意外、严重心理应激等。其中由严重烧伤导致者又称 Curling 溃疡,继发于重型颅脑外伤的又称 Cushing 溃疡。

二、病理生理

目前认为 SU 的发生是由于胃运动、分泌、血流、胃肠激素等多种因素的综合作用,使损伤因素增强,胃黏膜防御作用减弱,不足以抵御胃酸和胃蛋白酶的侵袭,最终导致胃黏膜损害和溃疡形成(图 2-2)。

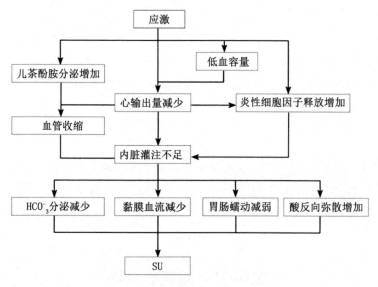

图 2-2　SU 病理生理

正常生理状态下,胃十二指肠黏膜具有一系列防御和修复机制,以抵御各种侵袭因素的损害,维持黏膜的完整性。这些防御因素主要包括上皮前的黏液和碳酸氢盐屏障、上皮细胞及上皮后的微循环。

(一)黏液和碳酸氢盐屏障

胃黏液是由黏膜上皮细胞分泌的一种黏稠、不溶性的冻胶状物,其主要成分为糖蛋白,覆盖在胃黏膜表面形成黏液层,此层将胃腔与黏膜上皮细胞顶面隔开,并与来自血流或细胞内代谢产生的 HCO_3^- 一起构成黏液和碳酸氢盐屏障。黏液层是不流动层,H^+ 在其中扩散极慢,其中的 HCO_3^- 可充分与 H^+ 中和,并造成黏液层的胃腔侧与黏膜侧之间存在 pH 梯度,从而减轻胃酸对黏膜上皮细胞的损伤。

(二)胃黏膜屏障

胃黏膜上皮细胞层是保护胃黏膜的重要组成部分,胃腔面的细胞膜由脂蛋白构成,可阻碍胃腔内 H^+ 顺浓度梯度进入细胞内,避免了细胞内 pH 降低。同时上皮细胞能在黏膜受损后进行快速迁移和增生,加快黏膜修复。

(三)黏膜血流

可为黏膜提供氧、营养物质及胃肠肽类激素等以维持其正常功能,还可及时有效清除代谢产物和逆向弥散至黏膜内的 H^+,维持局部微环境稳定。此外,胃黏膜内存在许多具有细胞保护作用的物质,如胃泌素、前列腺素、生长抑素、表皮生长因子等,有保护细胞,抑制胃酸分泌,促进上皮再生的作用。

在创伤、休克等严重应激情况下,黏膜上皮细胞功能障碍,不能产生足够的 HCO_3^- 和黏液,黏液和碳酸氢盐屏障受损;同时交感神经兴奋,使胃的运动功能减弱,幽门功能紊乱,十二指肠内容物返流入胃,加重对胃黏膜屏障的破坏;应激状态下胃黏膜缺血坏死,微循环障碍使黏膜上皮细胞更新减慢;应激时前列腺素(PGs)水平降低,儿茶酚胺大量释放,可激活并产生大量活性氧,其中的超氧离子可使细胞膜脂质过氧化,破坏细胞完整性,并减少核酸合成,使上皮细胞更新速度减慢,加重胃黏膜损伤。活性氧还可与血小板活化因子(PAF)、白三烯(LTC)、血栓素(TXB_2)等相互作用,参与多种原因所致的 SU 发病过程。

三、临床表现

消化道出血是 SU 的主要表现,可出现呕血和/或黑便,或仅有胃液或大便潜血阳性。出血的显著特点是具有间歇性,可间隔多天,这种间歇特性可能是由于原有黏膜病灶愈合同时又有新病灶形成所致。消化道出血量大时常有血压下降,心率增快,体位性晕厥,皮肤湿冷,尿少等末梢循环衰竭表现,连续出血可导致血红蛋白下降,血尿素氮增多,甚至出现重要脏器功能衰竭。除出血外,SU 可出现上腹痛、腹胀、恶心、呕吐、反酸等消化道症状,但较一般胃、十二指肠溃疡病轻。由于 SU 常并发于严重疾病或多个器官损伤,其临床表现容易被原有疾病掩盖。

四、辅助检查

(一)胃镜检查

胃镜检查是目前诊断 SU 的主要方法。病变多见于胃体及胃底部,胃窦部少见,仅在病情发展或恶化时才累及胃窦部。胃镜下可见胃黏膜充血、水肿、点片状糜烂、出血,以及大小不一的多发性溃疡,溃疡边缘整齐,可有新鲜出血或血斑。Curling 溃疡多发生在胃和食管,表现为黏膜局灶性糜烂,糜烂局部可有点片状或条索状出血,或呈现大小不等的瘀点及瘀斑,溃疡常为多发,形态不规则,境界清楚,周围黏膜水肿不明显,直径多在 0.5～1 cm。Curling 溃疡内镜下表现与其他类型 SU 相似,但病变形态多样,分布较广,病程后期胃黏膜病变处因细菌感染可见脓苔。

(二)介入血管造影

行选择性胃十二指肠动脉造影,当病灶活动性出血量＞0.5 mL/min 时,可于出血部位见到造影剂外溢、积聚,有助于出血定位。但阴性结果并不能排除 SU。

(三)其他检查

X 线钡剂造影不适用于危重患者,诊断价值较小,现已很少应用。

五、诊断

SU 的诊断主要靠病史和临床表现。中枢神经系统病变(颅内肿瘤、外伤、颅内大手术等)、严重烧伤、外科大手术、创伤和休克、脓毒血症和尿毒症等患者出现上腹部疼痛或消化道出血时,要考虑到 SU 可能,确诊有赖于胃镜检查。

六、治疗

(一)抑酸治疗

目标是使胃内 pH＞4,并延长 pH＞4 的持续时间,从而降低 SU 的严重程度,治疗和预防 SU 并发的出血。目前常用的抑酸药物主要有 H_2 受体阻滞剂和质子泵抑制剂。H_2 受体阻滞剂可拮抗胃壁细胞膜上的 H_2 受体,抑制基础胃酸分泌,也抑制组胺、胰岛素、促胃液素、咖啡因等引起的胃酸分泌,降低胃酸,保护胃黏膜,并通过干扰组胺作用,间接影响垂体激素的分泌和释放,从而达到控制 SU 出血的作用。常用药物有雷尼替丁(100 mg 静脉滴注,2～4 次/天),法莫替丁(20 mg 静脉滴注,2 次/天)。质子泵抑制剂能特异性作用于胃黏膜壁细胞中的 H^+,K^+-ATP 酶,使其不可逆性失活,从而减少基础胃酸分泌和各种刺激引起的胃酸分泌,保护胃黏膜,缓解胃肠血管痉挛状态,增加因应激而减少的胃黏膜血流,显著降低出血率和再次出血的发生率。但质子泵抑制剂减少胃酸同时也降低胃肠道的防御功能,利于革兰氏阴性杆菌生长,不利于对肺部感染及肠道菌群的控制,长期应用还可引起萎缩性胃炎等,并可能与社区获得性肺炎或医院获得性肺炎相关。常用药物如奥美拉唑和潘妥拉唑,40 mg 静脉滴注,2 次/天。

(二)保护胃黏膜

前列腺素 E_2 可增加胃十二指肠黏膜的黏液和碳酸氢盐分泌,改善黏膜血流,增强胃黏膜防护作用,同时可抑制胃酸分泌。硫糖铝、氢氧化铝凝胶等可黏附于胃壁起到保护胃黏膜的作用,并可以降低胃内酸度。用法可从胃管反复灌注药物。

(三)其他药物

近年研究认为氧自由基的大量释放是 SU 的重要始动因子之一,别嘌呤醇、维生素 E 及中药复方丹参、小红参等具有拮抗氧自由基的作用,但临床实际效果还需循证医学方法证实。

(四)SU 并发出血的处理

一般先采用非手术疗法,包括输血,留置胃管持续胃肠负压吸引,使用抑酸药物,冰盐水洗胃等。有条件时可行介入治疗,行选择性动脉插管(胃左动脉)后灌注血管升压素。另外,如果患者情况可以耐受,可行内镜下止血,如钛夹止血、套扎止血、局部应用组织粘附剂和药物止血、黏膜内或血管内注射止血剂、高频电和氩离子凝固止血等。若非手术治疗无效,对持续出血或短时间内反复大量出血,范围广泛的严重病变,需及时手术治疗,原则是根据患者全身情况、病变部位、范围大小及合并症等选择最简单有效的术式。病变范围不大或十二指肠出血为主者,多主张行胃大部切除或胃大部切除加选择性迷走神经切断术。若病变范围广泛,弥漫性大量出血,特别是病变波及胃底者,可视情况保留 10% 左右的胃底,或行全胃切除术,但全胃切除创伤大,应谨慎用于 SU 患者。

七、预防

预防 SU 的基本原则是积极治疗原发病,纠正休克和抑制胃酸。具体措施包括:积极治疗原发病和防治并发症;维护心肺等重要器官正常功能;及时纠正休克,维持有效循环容量;控制感染;维持水、电解质及酸碱平衡;预防性应用抑酸药物;避免应用激素及阿司匹林、吲哚美辛(消炎痛)等非甾体抗炎药;对有腹胀及呕吐者留置胃管减压,以降低胃内张力,减轻胃黏膜缺血和十二指肠反流液对胃黏膜的损害。

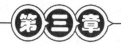

心内科疾病

第一节 二尖瓣关闭不全

一、病因

二尖瓣关闭不全(mitral incompetence,MI)严格来说不是一种原发病而是一种临床综合征。任何引起二尖瓣复合装置包括二尖瓣环、瓣膜、腱索、乳头肌病变的因素都可导致二尖瓣关闭不全,其诊断容易但确定病因难。按病程进展的速度和病程的长短可分为急性和慢性。

(一)慢性病变

慢性二尖瓣关闭不全进展缓慢、病程较长,病因包括以下几点。

(1)风湿性心脏病,在不发达国家风湿性心脏病引起者占首位,其中半数以上合并二尖瓣狭窄。

(2)退行性病变,在发达国家,二尖瓣脱垂为最多见原因;二尖瓣黏液样退行性变、二尖瓣环及环下区钙化等退行性病变也是常见原因。

(3)冠心病,常见于心肌梗死致乳头肌功能不全。

(4)其他少见原因,先天性畸形、系统性红斑狼疮、风湿性关节炎、心内膜心肌纤维化等。

(二)急性病变

急性二尖瓣关闭不全进展快、病情严重、病程短,病因包括以下几点。

(1)腱索断裂,可由感染性心内膜炎、二尖瓣脱垂、急性风湿热及外伤等原因引起。

(2)乳头肌坏死或断裂,常见于急性心肌梗死致乳头肌缺血坏死而牵拉作用减弱。

(3)瓣膜毁损或破裂,多见于感染性心内膜炎。

(4)心瓣膜替换术后人工瓣膜裂开。

二、病理生理

由于风湿性炎症使二尖瓣瓣膜纤维化、增厚、萎缩、僵硬、畸形,甚至累及腱索和乳头肌使之变粗、粘连、融合缩短,致使瓣膜在心室收缩期不能正常关闭,血液由左心室向左心房反流,病程长者尚可见钙质沉着。

(一)慢性病变

慢性二尖瓣关闭不全者,依病程进展可分为左心室代偿期、左心室失代偿期和右心力衰竭期 3 个阶段(图 3-1)。

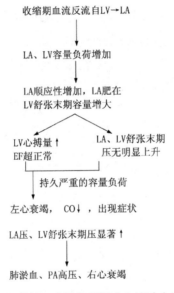

图 3-1 慢性二尖瓣关闭不全血流动力学图解

二尖瓣关闭不全时,在心室收缩期左心室内的血流存在两条去路,即通过主动脉瓣流向主动脉和通过关闭不全的二尖瓣流向左心房。这样,在左心房舒张期,左心房血液来源除通过四条肺静脉回流外,还包括左心室反流的血液而使其容量和压力负荷增加。由于左心房顺应性好,在反流血液的冲击下,左心房肥大,缓解了左心房压力的增加,且在心室舒张期,左心房血液迅速注入左心室而使容量负荷迅速下降,延缓了左心房压力的上升,这实际上是左心房的一种代偿机制,体积增大而压力正常(图 3-2),可使肺静脉与肺毛细血管压长期维持正常。

与急性二尖瓣关闭不全相比,肺淤血发生晚、较轻,患者主述乏力而呼吸困难。

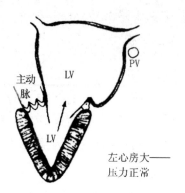

图 3-2　慢性二尖瓣关闭不全

对于左心室,在心室收缩期由于反流,使得在舒张期时由左心房流入左心室的血液除了正常肺循环回流外还包括反流的部分,从而增加了左心室的容量负荷。早期左心室顺应性好,代偿性扩大而使左心室舒张末期压力上升不明显,且收缩时左心室压力迅速下降,减轻了室壁紧张度和能耗而有利于代偿。左心室这种完善的代偿机制,可在相当长时间(＞20 年)无明显左心房肥大和肺淤血,左心排血量维持正常而无临床症状。但一旦出现临床症状说明病程已到一定阶段,心排血量迅速下降而致头昏、困倦、乏力,迅速出现左心力衰竭、肺水肿、肺动脉高压和右心力衰竭,心功能达Ⅳ级,成为难治性心力衰竭,病死率高,患者出现呼吸困难、体循环淤血症状。

(二)急性病变

急性二尖瓣关闭不全早期反流量大,进展迅速,左心房、左心室容量和压力负荷迅速增加,没有经过充分的代偿即出现急性左心力衰竭,使得心排血量迅速下降,心室压力上升,左心房及肺静脉压迅速上升,导致肺淤血和肺间质水肿。患者早期即出现呼吸困难、咯血等左心力衰竭和肺淤血症状,病程进展迅速,多较快死于急性左心力衰竭。由于来不及代偿,左心房、左心室肥大不明显(图 3-3、图 3-4),X 线检查示左心房、左心室大小正常,反流严重者可见肺淤血和肺间质水肿征象。

三、临床表现

(一)症状

1.慢性病变

患者由于左心良好的代偿功能而使病情有无症状期长,有症状期短的特点。

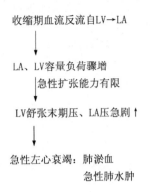

收缩期血流反流自LV→LA

↓

LA、LV容量负荷骤增
急性扩张能力有限

LV舒张末期压、LA压急剧↑

↓

急性左心衰竭：肺淤血
急性肺水肿

图 3-3 急性二尖瓣关闭不全血流动力学图解

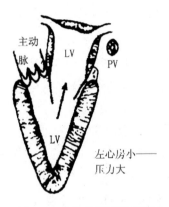

图 3-4 急性二尖瓣关闭不全

（1）代偿期：左心代偿功能良好，心排血量维持正常，左心房压力及肺静脉压也无明显上升，患者可多年没有明显症状，偶有因左心室舒张末期容量增加而引起的心悸。

（2）失代偿期：患者无症状期长，通常情况下，从初次感染风湿热到出现明显二尖瓣关闭不全的症状，时间可长达20年之久。但一旦出现临床症状即说明已进入失代偿期。随着左心功能的失代偿，心排血量迅速下降，患者出现疲劳、头昏、乏力等症状。左心室舒张末期压力迅速上升，左心房、肺静脉及肺毛细血管压上升，引起肺淤血及间质水肿，出现劳力性呼吸困难，开始为重体力劳动或剧烈运动时出现，随着左心力衰竭的加重，出现夜间阵发性呼吸困难及端坐呼吸等。

（3）右心力衰竭期：肺淤血及肺水肿使肺小动脉痉挛硬化而出现肺动脉高压，继而引起右心力衰竭，患者出现体循环淤血症状，如肝大、上腹胀痛、下肢浮肿等。

2.急性病变

轻度二尖瓣反流仅有轻度劳力性呼吸困难。严重反流,病情常短期内迅速加重,患者出现呼吸困难,不能平卧,咯粉红色泡沫痰等急性肺水肿症状,随后可出现肺动脉高压及右心力衰竭征象。处理不及时,则心排血量迅速下降出现休克,患者常迅速死亡。

(二)体征

1.慢性病变

(1)代偿期。

心尖冲动:呈高动力型,左心室肥大时向左下移位。

心音:①瓣叶缩短所致的重度关闭不全(如风湿性心脏病),S_1 常减弱。②S_2分裂,代偿期无肺动脉高压时,由于左心室射血时间缩短,主动脉提前关闭,产生 S_2 分裂,吸气时明显;失代偿产生肺动脉高压后,肺动脉瓣延迟关闭可加重 S_2 分裂。③心尖区可闻及 S_3,出现在第二心音后的 $0.10 \sim 0.18$ 秒,是中重度二尖瓣关闭不全的特征性体征,卧位时明显,其产生是由于血液大量快速流入左心室使之充盈过度,引起肥大的左心室壁振动所致。

心脏杂音:心尖区全收缩期吹风样杂音,是二尖瓣关闭不全的典型体征。其强度取决于瓣膜损害程度、反流量及左心房、室压差,可以是整个收缩期强度均等,也可以是收缩中期最强,然后减弱。杂音在左心力衰竭致反流量小时可减弱,在吸气时由于膈下降,心脏顺时针转位,回左心血流量减少,杂音相应减弱,呼气时相反。

杂音一般音调高、粗糙、呈吹风样、时限长,累及腱索或乳头肌时呈乐音样。其传导与前后瓣的解剖位置结构和血液反流方向有关,在前交界和前瓣损害时,血液反流至左心房的左后方,杂音可向左腋下和左肩胛间区传导;后交界区和后瓣损害时,血液冲击左心房的右前方,杂音可传导至肺动脉瓣区和主动脉瓣区;前后瓣均损害时,血液反流至左心房前方和左右侧,杂音向整个心前区和左肩胛间部传导。

心尖区舒张中期杂音,系由于发生相对性二尖瓣狭窄所致。通过变形的二尖瓣口血液的速度和流量增加,产生一短促、低调的舒张中期杂音,多在 S_3 之后,无舒张晚期增强,S_3 和它的出现提示二尖瓣关闭不全为中至重度。

(2)失代偿期(左心力衰竭期):心前区可触及弥散性搏动,心尖区可闻及舒张期奔马律,全收缩期杂音减弱。

(3)右心力衰竭期:三尖瓣区可闻及收缩期吹风样杂音。由于右心力衰竭,体静脉血回流障碍产生体循环淤血,患者可有颈静脉怒张、搏动,肝大,肝颈静脉回流征阳性,腹水及下垂性水肿等。

2.急性病变

患者迅速出现左心力衰竭,甚至出现肺水肿或心源性休克,常迅速死亡。

四、辅助检查

(一)心电图检查

病情轻者无明显异常,重者 P 波延长,可有双峰,同时左心室肥大、电轴左偏,病程长者心房颤动较常见。急性者,心电图可正常,窦性心动过速常见。

(二)X 线检查

慢性二尖瓣关闭不全早期,左心房、左心室形态正常,晚期左心房、左心室显著增大且与病变严重程度成比例,有不同程度肺淤血及间质水肿,严重者有巨大左心房,肺动脉高压和右心力衰竭征象。偶可见瓣膜瓣环钙化,随心脏上下运动,透视可见收缩时左心房膨胀性扩大。

急性者心脏大小正常,反流严重者可有肺淤血及间质水肿征象,1～2 周内左心房、左心室开始扩大,一年还存活者,其左心房、左心室扩大已达慢性患者程度。

(三)超声心动图检查

(1)M 型 UCC:急性者心脏大小正常,慢性者可见左心房、左心室肥大,左心房后壁与室间隔运动幅度增强。

(2)二维 UCG 检查:可确定左心室容量负荷,评价左心室功能和确定大多数病因,可见瓣膜关闭不全,有裂隙,瓣膜增厚变形、回声增强,左心房、左心室肥厚,肺动脉增宽。

(3)多普勒 UCG 检查:可见收缩期血液反流,并可测定反流速度,估计反流量。

(四)心导管检查

一般没有必要,但可评估心功能和二尖瓣关闭不全的程度,确定大多数病因。

五、并发症

急性者较快出现急性左心力衰竭,慢性者与二尖瓣狭窄相似,以左心力衰竭为主,但出现晚,一旦出现则进展迅速。感染性心内膜炎较常发生(>20%),体循环栓塞少见,常由感染性心内膜炎引起,心房颤动发生率高达75%,此时栓塞较常见。

六、诊断与鉴别诊断

(一)诊断

根据典型的心尖区全收缩期吹风样杂音伴有左心房、左心室肥大,诊断应不困难。但应结合起病急缓、患者年龄、病情严重程度、房室肥大情况及相应辅助检查来确定诊断及明确病因。

(二)鉴别诊断

1.相对性二尖瓣关闭不全

由扩大的左心室及二尖瓣环所致,但瓣叶本身活动度好,无增厚、粘连等。杂音柔和,多出现在收缩中晚期。常有高血压、各种原因的主动脉关闭不全或扩张型心肌病、心肌炎、贫血等病因。

2.二尖瓣脱垂

可出现收缩中期喀喇音-收缩晚期杂音综合征。喀喇音是由于收缩中期,拉长的腱索在二尖瓣脱垂到极点时骤然拉紧,瓣膜活动突然停止所致。杂音是由于收缩晚期,瓣叶明显突向左心房,不能正常闭合所致。轻度脱垂时可仅有喀喇音,较重时喀喇音和杂音均有,严重时可只有杂音而无喀喇音。

3.生理性杂音

杂音一般为1~2级,柔和,短促,位于心尖和胸骨左缘。二尖瓣关闭不全的临床表现及实验室检查与血流动力学变化密切相关,血流动力学发展的每一阶段,均可引起相应的临床表现及实验室检查结果。

七、治疗

(一)内科治疗

急性者一旦确诊,经药物改善症状后应立即采取人工瓣膜置换术,以防止变为慢性而影响预后,积极的内科治疗仅为手术争取时间。

慢性患者由于长期无症状,一般仅需定期随访,避免过度的体力劳动及剧烈运动,限制钠盐摄入,保护心功能,对风心病患者积极预防链球菌感染与风湿活动及感染性心内膜炎。如出现心功能不全的症状,应合理应用利尿剂、ACE抑制剂、洋地黄、β-受体阻滞剂和醛固酮受体拮抗剂。血管扩张剂,特别是减轻后负荷的血管扩张剂,通过降低左心室射血阻力,可减少反流量,增加前向心排血量,从而产生有益的血流动力学作用。慢性患者可用ACE抑制剂,急性者可用硝普钠、硝酸甘油或酚妥拉明静脉滴注。洋地黄类药物宜用于心功能Ⅱ、Ⅲ、Ⅳ级的患者,对伴有快心室率心房颤动者更有效。晚期的心力衰竭患者可用抗凝药物防止血栓栓塞。心律失常的处理参见相关章节。

(二)外科治疗

人工瓣膜替换术是几乎所有二尖瓣关闭不全病例的首选治疗。对慢性患者,应在左心室功能尚未严重损害和不可逆改变之前考虑手术,过分推迟可增加手术死亡率和并发症。手术指征为:①心功能Ⅲ~Ⅳ级,Ⅲ级为理想指征,Ⅳ级死亡率高,预后差,内科疗法准备后应行手术。②心功能Ⅱ级或以下,缺乏症状者,若心脏进行性肥大,左心功能下降,应行手术。③EF>50%,左心室舒张末期直径<8.0 cm,收缩末期直径<5.0 cm,心排指数>2.0 L/(min·m^2),左心室舒张末压<1.6 kPa(12 mmHg),收缩末容积指数<50 mL/m^{2}患者,适于手术,效果好。④中度以上二尖瓣反流。

八、预后

慢性二尖瓣关闭不全患者代偿期较长,可达 20 年。一旦失代偿,病情进展迅速,心功能恶化,成为难治性心力衰竭。

内科治疗后 5 年生存率为 80%,10 年生存率近 60%,而心功能Ⅳ级患者,内科治疗 5 年生存率仅 45%。

急性二尖瓣关闭不全患者多较快死于急性左心力衰竭。

第二节 二尖瓣狭窄

一、病因与病理

(一)风湿热

虽然近几十年来风湿性心脏瓣膜病的发生率逐年降低,但仍是临床上二尖瓣狭窄(mitral stenosis,MS)的常见病因。风湿性心脏病患者中约 25% 为单纯二尖瓣狭窄,40% 为二尖瓣狭窄并二尖瓣关闭不全。其中女性患者占 2/3。一般而言,从急性风湿热发作到形成重度二尖瓣狭窄,至少需 2 年,在温带气候大多数患者能保持十年以上的无症状期。风湿热反复多次发作者易罹患二尖瓣狭窄。

风湿性二尖瓣损害,早期病理变化为瓣膜交界处和基底部发生水肿、炎症及赘生物形成,随后由于纤维蛋白的沉积和纤维性变,发生瓣叶交界处粘连、融合、瓣膜增粗、硬化、钙化,腱索缩短并相互粘连,限制瓣膜的活动与开放,致使瓣口狭窄,与鱼嘴或钮孔相似。一般后瓣病变程度较前瓣重,后瓣显著增厚、变硬、钙化、缩短,甚至完全丧失活动能力,而前瓣仍能上下活动者并不罕见。

(二)二尖瓣环及环下区钙化

常见于老年人退行性变。尸检发现,50岁以上人群中约10%有二尖瓣环钙化,其中糖尿病患者尤为多见,女性比男性多2~3倍,超过90岁的女性患者二尖瓣环钙化率高达40%以上。偶见于年轻人,可能与合并Maffan综合征或钙代谢异常有关。

瓣环钙化可影响二尖瓣的正常启闭,引起狭窄和/或关闭不全。钙化通常局限于二尖瓣的瓣环处,多累及后瓣。然而,最近研究表明,老年人二尖瓣环钙化,其钙质沉着主要发生于二尖瓣环的前方及后方,而非真正的瓣环处,钙化延伸至膜部室间隔或希氏束及束支时,可引起心脏传导功能障碍。

(三)先天性发育异常

单纯先天性二尖瓣狭窄甚为少见。

(四)其他罕见病因

如结缔组织疾病、恶性类癌瘤、多发性骨髓瘤等。

二、病理生理

正常人二尖瓣开放时瓣口面积为4~6 cm²,当瓣口面积小于2.5 cm²时,才会出现不同程度的临床症状。临床上根据瓣口面积缩小程度不同,将二尖瓣狭窄分为轻度(2.5~1.5 cm²)、中度(1.5~1.0 cm²)、重度(<1.0 cm²)狭窄。根据二尖瓣狭窄程度和代偿状态分为如下3期(图3-5)。

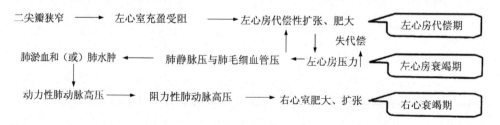

图3-5 二尖瓣狭窄血流动力学图解

(一)左心房代偿期

轻度二尖瓣狭窄时,只需在心室快速充盈期、心房收缩期存在压力梯度,血液便可由左心房充盈左心室。因此左心房发生代偿性扩张及肥大以增强收缩力,延缓左心房压力的升高。此期内,临床上可在心尖区闻及典型的舒张中、晚期递减型杂音,收缩期前增强(左心房收缩引起)。患者无症状,心功能完全代偿,但有二尖瓣狭窄的体征(心尖区舒张期杂音)和超声心动图改变。

(二)左心房衰竭期

随着二尖瓣狭窄程度的加重,左心房代偿性扩张、肥大及收缩力增强难以克服瓣口狭窄所致血流动力学障碍时,房室压力梯度必须存在于整个心室舒张期,房室压力阶差在 2.7 kPa(20 mmHg)以上,才能维持安静时心排血量,因此左心房压力升高。由于左心房与肺静脉之间无瓣膜存在,当左心房压力升至 3.3~4.0 kPa(25~30 mmHg)时,肺静脉与肺毛细血管压力亦升至 3.3~4.0 kPa (25~30 mmHg),超过血液胶体渗透压水平,引起肺毛细血管渗出。若肺毛细血管渗出速度超过肺淋巴管引流速度,可引起肺顺应性下降,发生呼吸功能障碍和低氧血症,同时,血浆及血细胞渗入肺泡内,可引起急性肺水肿,出现急性左心房衰竭表现。本期患者可出现劳力性呼吸困难,甚至端坐呼吸、夜间阵发性呼吸困难,听诊肺底可有湿啰音,胸部 X 线检查常有肺淤血和/或肺水肿征象。

(三)右心力衰竭期

长期肺淤血可使肺顺应性下降。早期,由于肺静脉压力升高,可反射性引起肺小动脉痉挛、收缩,肺动脉被动性充血而致动力性肺动脉高压,尚可逆转。晚期,因肺小动脉长期收缩、缺氧,致内膜增生、中层肥厚,肺血管阻力进一步增高,加重肺动脉高压。肺动脉高压虽然对肺毛细血管起着保护作用,但明显增加了右心负荷,使右心室壁肥大、右心腔扩大,最终引起右心力衰竭。此时,肺淤血和左心房衰竭的症状反而减轻。

三、临床表现

(一)症状

1.呼吸困难和乏力

当二尖瓣狭窄进入左心房衰竭期时,可产生不同程度的呼吸困难和乏力,是二尖瓣狭窄的主要症状。前者为肺淤血所引起,后者是心排血量减少所致。早期仅在劳动、剧烈运动或用力时出现呼吸困难,休息即可缓解,常不引起患者注意。随狭窄程度的加重,日常生活甚至静息时也感气促,夜间喜高枕,甚至不能平卧,须采取半卧位或端坐呼吸,上述症状常因感染(尤其是呼吸道感染)、心动过速、情绪激动、心房颤动诱发或加剧。

2.心悸

心慌和心前区不适是二尖瓣狭窄的常见早期症状。早期与偶发的房性期前收缩有关,后期发生心房颤动时心慌常是患者就诊的主要原因。自律性或折返活动引起的房性期前收缩,可刺激左心房易损期而引起心房颤动,由阵发性逐渐发展为持续性。而心房颤动又可引起心房肌的弥漫性萎缩。导致心房增大及不应期、传导速度的更加不一致,最终导致不可逆心房颤动。快心室率心房颤动时,心室舒张期缩短,左心室充盈减少,左心房压力升高,可诱发急性肺水肿的发生。

3.胸痛

15%的患者主诉胸痛,其产生原因有:①心排血量下降,引起冠状动脉供血不足,或伴冠状动脉粥样硬化和/或冠状动脉栓塞。②右心室压力升高,冠状动脉灌注受阻,致右心室缺血。③肺动脉栓塞,常见于右心力衰竭患者。

4.咯血

咯血发生于10%患者。二尖瓣狭窄并发的咯血有如下几种。

(1)突然出血,出血量大,有时称为肺卒中,却很少危及生命。因为大出血后,静脉压下降,出血可自动停止。此种咯血是由于突然升高的左心房和肺静脉压,传至薄而扩张的支气管静脉壁使其破裂所致,一般发生于病程早期。晚期,因肺动脉压力升高,肺循环血流量有所减少,该出血情况反而少见。

(2)痰中带血,二尖瓣狭窄患者,因支气管水肿罹患支气管炎的机会增多,若支气管黏膜下层微血管破裂,则痰中带有血丝。

(3)粉红色泡沫痰,急性肺水肿的特征性表现,是肺泡毛细血管破裂,血液、血浆与空气互相混合的缘故。

(4)暗红色血液痰,病程晚期,周围静脉血栓脱落引起肺栓塞时的表现。

5.血栓栓塞

左心房附壁血栓脱落引起动脉栓塞,是二尖瓣狭窄常见的并发症。在抗凝治疗和手术治疗时代前,二尖瓣病变患者中,约1/4死亡继发于栓塞,其中80%见于心房颤动患者。若为窦性心律,则应考虑一过性心房颤动及潜在感染性心内膜炎的可能。35岁以上的患者合并心房颤动,尤其伴有心排血量减少和左心耳扩大时是形成栓子的最危险时期,主张接受预防性抗凝治疗。

6.吞咽困难、声嘶

增大的左心房压迫食管,扩张的左肺动脉压迫左喉返神经所致。

7.感染性心内膜炎

增厚、钙化的瓣膜少发。

8.其他

肝大、体静脉压增高、水肿、腹水,均为重度二尖瓣狭窄伴肺血管阻力增高及右心力衰竭的症状。

(二)体征

重度二尖瓣狭窄患者常有"二尖瓣面容":双颧呈绀红色。右心室肥大时,心前区可扪及抬举性搏动。

1.二尖瓣狭窄的心脏体征

(1)心尖冲动正常或不明显。

(2)心尖区 S_1 亢进是二尖瓣狭窄的重要特点之一,二尖瓣狭窄时,左心房压力升高,舒张末期左心房室压力阶差仍较大,且左心室舒张期充盈量减少,二尖瓣前叶处于心室腔较低位置,心室收缩时,瓣叶突然快速关闭,可产生亢进的拍击样 S_1。 S_1 亢进且脆,说明二尖瓣前叶活动尚好,若 S_1 亢进且闷,则提示前叶活动受限。

(3)开瓣音,亦称二尖瓣开放拍击音,由二尖瓣瓣尖完成开放动作后瓣叶突然绷紧而引起,发生在二尖瓣穹隆进入左心室的运动突然停止之际。

(4)心尖部舒张中、晚期递减型隆隆样杂音,收缩期前增强,是诊断二尖瓣狭窄的重要体征。心室舒张二尖瓣开放的瞬间,左心房室压力梯度最大,产生杂音最响,随着左心房血液充盈到左心室,房室压力梯度逐渐变小,杂音响度亦逐渐减轻,最后左心房收缩将 15%～25% 的血液灌注于左心室,产生杂音的收缩期前增强部分。心房颤动患者,杂音收缩期前增强部分消失。但据 Criley 氏报道,此时若左心房压力超过左心室压力 1.3 kPa(10 mmHg)或更高,则可有收缩期前增强部分。

二尖瓣狭窄的舒张期杂音于左侧卧位最易听到,对于杂音较轻者,可嘱运动、咳嗽、用力呼气或吸入亚硝酸异戊酯等方法使杂音增强。拟诊二尖瓣狭窄而又听不到舒张期杂音时,可嘱患者轻微运动(仰卧起坐 10 次)后左侧卧位,或左侧卧位后再深呼吸或干咳数声,杂音可于最初 10 个心动周期内出现。杂音响度还与瓣口狭窄程度及通过瓣口的血流量和血流速度有关。在一定限度内,狭窄愈重,杂音愈响,但若狭窄超过某一范围,以致在左心室形成漩涡不明显或不引起漩涡,反而使杂音减轻或消失,后者即所谓的"无声性二尖瓣狭窄"。

2.肺动脉高压和右心室肥大的体征

(1)胸骨左缘扪及抬举性搏动。

(2)P_2 亢进、S_2 分裂,肺动脉高压可引起 S_2 的肺动脉瓣成分亢进,肺动脉压进一步升高时,右心室排血时间延长,S_2 分裂。

(3)肺动脉扩张,于胸骨左上缘可闻及短的收缩期喷射性杂音和递减型高调哈气性舒张早期杂音(Graham-Steell 杂音)。

(4)右心室肥大伴三尖瓣关闭不全时,胸骨左缘四五肋间有全收缩期吹风样杂音,吸气时增强。

四、辅助检查

(一)心电图检查

中、重度二尖瓣狭窄,可显示特征性改变。左心房肥大(P 波时限大于 0.12 秒,并呈双峰波形,即所谓"二尖瓣型 P 波",图 3-6),是二尖瓣狭窄的主要心电图特征,可见于 90% 的显著二尖瓣狭窄伴窦性心律者。心房颤动时,V_1 导联颤动波幅超过 0.1 mV,也提示存在心房肥大。

右心室收缩压低于 9.3 kPa(70 mmHg)时右心室肥大少见;介于 9.3～13.3 kPa(70～100 mmHg)之间时,约 50% 患者可有右心室肥大的心电图表现;超过 13.3 kPa(100 mmHg)时,右心室肥大的心电图表现一定出现(图 3-7)。

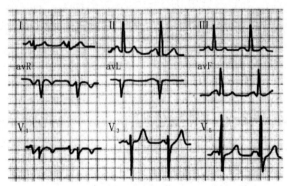

图 3-6　左心房肥大:二尖瓣型 P 波

心律失常在二尖瓣狭窄患者早期可表现为房性期前收缩,频发和多源房性期前收缩往往是心房颤动的先兆,左心房肥大的患者容易出现心房颤动。

(二)X 线检查

轻度二尖瓣狭窄心影可正常。

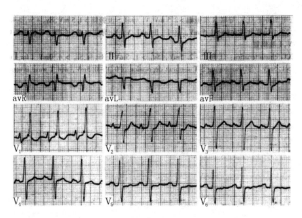

图 3-7　左心房肥大，右心室肥大

左心房肥大时，正位片可见增大的左心房在右心室影后面形成一密度增高的圆形阴影，使右心室心影内有双重影。食管吞钡检查，在正位和侧位分别可见食管向右向后移位。

肺动脉高压和右心室肥大时，正位片示心影呈"梨形"，即"二尖瓣型"心，尚可见左主支气管上抬。肺部表现主要为肺淤血，肺门阴影加深。由于肺静脉血流重新分布，常呈肺上部血管阴影增多而下部减少。肺淋巴管扩张，在正位及左前斜位可见右肺外下野及肋膈角附近有水平走向的纹状影，即 Kerley B 线，偶见 Kerley A 线（肺上叶向肺门斜行走行的纹状影）。此外，长期肺淤血尚可引起肺野内含铁血黄素沉积点状影。

严重二尖瓣狭窄和老年性瓣环及环下区钙化者，胸片相应部位可见钙化影。

(三)超声心动图(UCG)检查

UCG 是诊断二尖瓣狭窄较有价值的无创伤性检查方法，有助于了解二尖瓣的解剖和功能情况。

(1)M 型 UCG：①直接征象，二尖瓣前叶活动曲线和 EF 斜率减慢，双峰消失，前后叶同向运动，形成所谓"城墙样"图形。②间接征象，左心房肥大，肺动脉增宽，右心房、右心室肥大。

(2)二维 UCG：①直接征象，二尖瓣叶增厚，回声增强，活动僵硬，甚至钙化，二尖瓣舒张期开放受限，瓣口狭窄，交界处粘连。②间接征象，瓣下结构钙化，左心房附壁血栓。

(3)多普勒 UCG：二尖瓣口可测及舒张期高速射流频谱，左心室内可有湍流频谱，测定跨二尖瓣压力阶差可判定狭窄的严重程度。彩色多普勒检查可显示舒张期二尖瓣口高速射流束及多色镶嵌的反流束。

经食道 UCG：采用高频探头，直接在左心房后方探查，此法在探查左心房血栓方面更敏感，可达 90％以上。

(四)心导管检查

仅在决定是否行二尖瓣球囊扩张术或外科手术治疗前，需要精确测量二尖瓣口面积及跨瓣压差时才做心导管检查。

(五)其他检查

抗链球菌溶血素 O(ASO)滴度 1∶400 以上、血沉加快、C 反应蛋白阳性等，尤见于风湿活动患者。长期肝淤血患者可有肝功能指标异常。

二尖瓣狭窄的临床表现及实验室检查与血流动力学变化密切相关，血流动力学发展的每一阶段，均可引起相应的临床表现及实验室检查结果。

五、并发症

(一)心房颤动

见于晚期患者，左心房肥大是心房颤动持续存在的解剖学基础。出现心房颤动后，心尖区舒张期隆隆样杂音可减轻，且收缩期前增强消失。心房颤动早期可能是阵发性的，随着病程发展多转为持续性心房颤动。

(二)栓塞

多见于心房颤动患者，以脑梗死多见，栓子也可到达全身其他部位。

(三)急性肺水肿

这是重度二尖瓣狭窄严重而紧急的并发症，病死率高。往往由于剧烈体育活动、情绪激动、感染、妊娠或分娩、快心室率心房颤动等诱发，可导致左心室舒张充盈期缩短，左心房压升高，进一步引起肺毛细血管压升高，致使血浆渗透到组织间隙或肺泡，引起急性肺水肿。患者突发呼吸困难、不能平卧、发绀、大汗、咳嗽及咯粉红色泡沫样浆液痰，双肺布满湿啰音，严重者可昏迷或死亡。

(四)充血性心力衰竭

晚期 50％～75％患者发生右心充血性心力衰竭，是此病常见的并发症及主要致死原因。呼吸道感染为心力衰竭常见诱因，年轻女性妊娠、分娩常为主要诱因。临床上主要表现为肝区疼痛、食欲缺乏、黄疸、浮肿、尿少等症状，体检有颈静脉怒张、肝大、腹水及下肢水肿等。

(五)呼吸道感染

二尖瓣狭窄患者,常有肺静脉高压、肺淤血,因此易合并支气管炎、肺炎。

(六)感染性心内膜炎

单纯二尖瓣狭窄较少发生。风湿性瓣膜病患者在行牙科手术或其他能引起菌血症的手术时,应行抗生素预防治疗。

六、诊断与鉴别诊断

根据临床表现,结合有关实验室检查,尤其是超声心动图检查多能作出诊断。但应与其他引起心尖部舒张期杂音的疾病相鉴别(表3-1)。

表 3-1 其他疾病引起的心尖部舒张期杂音特点

相对性二尖瓣狭窄	严重的二尖瓣关闭不全左向右分流的先天性心脏病,如 VSD,PDA 等此杂音的产生是由于血容量增加,致二尖瓣相对狭窄所致
Carey-Coombs 杂音	急性风湿热时活动性二尖瓣瓣膜炎征象该杂音柔和,发生于舒张早期,变化较大,比器质性二尖瓣狭窄的音调高可能由严重的二尖瓣反流通过非狭窄的二尖瓣口所致,也可能是一短的紧随 S_3 的杂音
Austin-Flint 杂音	见于主动脉瓣关闭不全等疾病该杂音历时短,性质柔和,吸入亚硝酸异戊酯后杂音减轻应用升压药后杂音可增强
三尖瓣狭窄	慢性肺心病患者,由于右心室肥大,心脏顺时针转位可在心尖部听到三尖瓣相对性狭窄所致的杂音
左心房黏液瘤	左心房黏液瘤部分堵塞二尖瓣口所致,与体位有关

七、治疗

狭窄程度轻无明显临床症状者,无须治疗,应适当避免剧烈运动,风湿热后遗症者应预防风湿热复发。有症状的二尖瓣患者,应予以积极治疗。

(一)内科治疗

1.一般治疗

适当休息,限制钠盐入量(2 g/d),使用利尿剂,通过减轻心脏前负荷改善肺淤血症状。

急性肺水肿的处理(详见心力衰竭):洋地黄的应用需谨慎,因洋地黄可增强右心室收缩力,有可能使右心室射入肺动脉内的血量增多,导致肺水肿的加重,但可应用常规负荷量的1/2~2/3,其目的是减慢心率而非增加心肌收缩力,以延长舒张期,改善左心室充盈,提高左心室搏出量。适合于合并快心室率心房颤动和室上性心动过速者。

栓塞性并发症的处理:有体循环栓塞而不能手术治疗的患者,可口服抗凝剂,如华法林等。对于有栓塞危险的患者,包括心房颤动、40岁以上伴巨大左心房者,也应接受口服抗凝药治疗。

心律失常的处理:快心室率心房颤动应尽快设法减慢心室率,可使用洋地黄类药物,若疗效不满意,可联合应用地尔硫草、维拉帕米或β-受体阻滞剂。对于轻度二尖瓣狭窄患者不伴巨大左心房,心房颤动<6个月,可考虑药物复律或电复律治疗。

2.介入治疗

经皮球囊二尖瓣成形术(PBMV)是治疗二尖瓣狭窄划时代的进展,患者无须开胸手术,痛苦小,康复快,且具有成功率高、疗效好的特点。

(1)PBMV的适应证:①中、重度单纯二尖瓣狭窄,瓣叶柔软,无明显钙化,心功能Ⅱ、Ⅲ级是PBMV最理想的适应证;轻度二尖瓣狭窄有症状者亦可考虑;心功能Ⅳ级者需待病情改善,能平卧时才考虑。②瓣叶轻、中度钙化并非禁忌,但若严重钙化且与腱索、乳头肌融合者,易并发二尖瓣关闭不全,因此宜做瓣膜置换手术。③合并慢性心房颤动患者,心腔内必须无血栓。④合并重度肺动脉高压,不宜外科手术者。⑤合并轻度二尖瓣关闭不全,左心室无明显肥大者。⑥合并轻度主动脉瓣狭窄或关闭不全,左心室无明显肥大者。

(2)PBMV禁忌证:①合并中度以上二尖瓣关闭不全。②心腔内有血栓形成。③严重钙化,尤其瓣下装置病变者。④风湿活动。⑤合并感染性心内膜炎。⑥妊娠期,因放射线可影响胎儿,除非心功能Ⅳ级危及母子生命安全。⑦全身情况差或合并其他严重疾病。⑧合并中度以上的主动脉狭窄和/或关闭不全。

(二)外科治疗

目的在于解除瓣口狭窄,增加左心搏出量,改善肺血循环。

(1)手术指征:凡诊断明确,心功能Ⅱ级以上,瓣口面积小于 1.2 cm^2 而无明显禁忌证者,均适合手术治疗。严重二尖瓣狭窄并发急性肺水肿患者,如内科治疗效果不佳,可行急诊二尖瓣扩张术。

(2)手术方式:包括闭式二尖瓣分离术、直视二尖瓣分离术、瓣膜修补术或人工瓣膜替换术。

八、预后

疾病的进程差异很大,从数年至数十年不等。预后主要取决于狭窄程度及心脏肥大程度,是否多瓣膜损害及介入、手术治疗的可能性等。

一般而言,首次急性风湿热发作后,患者可保持 10～20 年无症状。然而,出现症状后如不积极进行治疗,其后 5 年内病情进展非常迅速。研究表明,有症状的二尖瓣狭窄患者 5 年死亡率为 20％,10 年死亡率为 40％。

第三节　三尖瓣关闭不全

一、病因

三尖瓣关闭不全多为功能性,常继发于左心瓣膜病变致肺动脉高压和右心室扩张,器质性病变者多见于风湿性心脏病,常为联合瓣膜病变。单纯性三尖瓣关闭不全非常少见,见于先天性三尖瓣发育不良、外伤、右心感染性心内膜炎等。

二、病理生理

先天性三尖瓣关闭不全可有以下病变:①瓣叶发育不全或阙如。②腱索、乳头肌发育不全、阙如或延长。③瓣叶、腱索发育尚可,瓣环过大。

后天性单独的三尖瓣关闭不全可发生于类癌综合征。

三尖瓣关闭不全引起的病理变化与二尖瓣关闭不全相似,但代偿期较长;病情若逐渐进展,最终可导致右心室、右房肥大,右心室衰竭。如肺动脉高压显著,则病情发展较快。

三、临床表现

(一)症状

二尖瓣关闭不全合并肺动脉高压时,才出现心排血量减少和体循环淤血的症状。三尖瓣关闭不全合并二尖瓣疾病者,肺淤血的症状可由于三尖瓣关闭不全的发展而减轻,但乏力和其他心排血量减少的症状可更为加重。

(二)体征

主要体征为胸骨左下缘全收缩期杂音,吸气及压肝后可增强;如不伴肺动脉高压,杂音难以闻及。反流量很大时,有第三心音及三尖瓣区低调舒张中期杂音。颈静脉脉波图 V 波(又称回流波,为右心室收缩时,血液回到右房及大静脉所致)增大;可扪及肝脏搏动。瓣膜脱垂时,在三尖瓣区可闻及非喷射性喀喇音。其淤血体征与右心力衰竭相同。

四、辅助检查

(一)X线检查

可见右心室、右心房增大。右心房压升高者,可见奇静脉扩张和胸腔积液;有腹水者,横膈上抬。透视时可看到右房收缩期搏动。

(二)心电图检查

无特征性改变。可示右心室肥厚、劳损右房肥大;并常有右束支阻滞。

(三)超声心动图检查

可见右心室、右心房增大,上下腔静脉增宽及搏动;二维超声心动图声学造影可证实反流,多普勒可判断反流程度。

五、诊断及鉴别诊断

根据典型杂音,右心室、右心房增大及体循环淤血的症状及体征,一般不难作出诊断。应与二尖瓣关闭不全、低位室间隔缺损相鉴别。超声心动图声学造影及多普勒可确诊,并可帮助作出病因诊断。

六、治疗

(1)针对病因的治疗。

(2)由于右心压力低,三尖瓣口血流缓慢,易产生血栓,且三尖瓣置换有较高的手术病死率并且远期存活率低,一般尽量采用三尖瓣成形术来纠正三尖瓣关闭不全。如单纯瓣环扩大、瓣叶病变轻、外伤性乳头肌断裂等可行三尖瓣成形术治疗。成形方法包括瓣环成形术和瓣膜成形术。

第四节　三尖瓣狭窄

一、病因

三尖瓣狭窄病变较少见,几乎均由风湿病所致,小部分病因有三尖瓣闭锁、右房肿瘤。临床特征为症状进展迅速,类癌综合征常同时伴有三尖瓣反流;偶尔,右心室流出道梗阻可由心包缩窄、心外肿瘤及赘生物引起。

风湿性三尖瓣狭窄几乎均同时伴有二尖瓣病变,在多数患者中主动脉瓣亦可受累。

二、病理生理

风湿性二尖瓣狭窄的病理变化与二尖瓣狭窄相似,腱索有融合和缩短,瓣叶尖端融合,形成一隔膜样孔隙。

当运动或吸气使三尖瓣血流量增加时及当呼气使三尖瓣血流减少时,右心房和右心室的舒张期压力阶差即增大。若平均舒张期压力阶差超过 0.7 kPa(5 mmHg)时,即足以使平均右房压升高而引起体静脉淤血,表现为颈静脉充盈、肝大、腹水和水肿等体征。

三、临床表现

(一)症状

三尖瓣狭窄致低心排血量可引起疲乏,体静脉淤血可引起恶心呕吐、食欲缺乏等消化道症状及全身不适感,由于颈静脉搏动的巨大"a"波,使患者感到颈部有搏动感。

(二)体征

主要体征为胸骨左下缘低调隆隆样舒张中晚期杂音,也可伴舒张期震颤,可有开瓣拍击音。增加体静脉回流方法可使之更明显,呼气及 Valsalva 动作使之减弱。

四、辅助检查

(一)X 线检查

主要表现为右心房明显扩大,下腔静脉和奇静脉扩张,但无肺动脉扩张。

(二)心电图检查

示 Ⅱ、V_1 导电压增高;由于多数二尖瓣狭窄患者同时合并有二尖瓣狭窄,故心电图亦常提示双侧心房肥大。

(三)超声心动图检查

其变化与二尖瓣狭窄时观察到的相似,M 型超声心动图常显示瓣叶增厚,前叶的 EF 斜率减慢,舒张期与隔瓣示矛盾运动、三尖瓣钙化和增厚;二维超声心动图对诊断三尖瓣狭窄较有帮助,其特征为舒张期瓣叶呈圆顶状,增厚、瓣叶活动受限。

五、诊断及鉴别诊断

根据典型杂音、心房扩大及体循环淤血的症状和体征,一般即可作出诊断,对诊断有困难者可行右心导管检查,若三尖瓣平均跨瓣舒张压差低于 0.3 kPa(2 mmHg),即可诊断为三尖瓣狭窄。应注意与右心房黏液瘤、缩窄性心包炎等疾病相鉴别。

六、治疗

限制钠盐摄入及应用利尿剂,可改善体循环淤血的症状和体征;如狭窄显著,可行三尖瓣分离术或经皮球囊扩张瓣膜成形术。

第五节　主动脉瓣关闭不全

一、病理生理

主动脉瓣关闭不全引起的基本血流动力学障碍是舒张期左心室内压力大大低于主动脉,故大量血液反流回左心室,使左心室舒张期负荷加重,左心室舒张期末容积逐渐增大,容量负荷过度。早期收缩期左心室每搏量增加,射血分数正常,晚期左心室进一步扩张,心肌肥厚,当左心室收缩减弱时,每搏量减少,左心室舒张期末压力升高,最后导致左心房、肺静脉和肺毛细血管压力升高,出现肺淤血。主动脉瓣反流明显时,主动脉舒张压明显下降,冠脉灌注压降低,心肌供血减少,进一步使心肌收缩力减弱。

(一)左心室容量负荷过度

主动脉瓣关闭不全时,左心室在舒张期除接纳从左心房流入的血液外,还接受从主动脉反流的血液,造成左心室舒张期充盈量过大,容量负荷过度。左心室的代偿能力是影响病理生理改变的重要因素,也决定了急、慢性主动脉瓣关闭不全血流动力学障碍的明显差异。

1.急性主动脉瓣关闭不全

左心室顺应性及心腔大小正常,面对舒张期急剧增加的充盈量,左心室来不及发生代偿性扩张和肥大,导致舒张期充盈压显著增高,迫使左心房压、肺静脉和肺毛细血管压力升高,引起呼吸困难和肺水肿,并导致肺动脉高压和右心功能障碍,此时患者表现出体循环静脉压升高和右心力衰竭的症状和体征。

当左心室舒张末期压力超过 4.0～5.3 kPa(30～40 mmHg)时,可使二尖瓣提前关闭,对肺循环有一定的保护作用,但效力有限。由于急性者左心室舒张末容量仅能有限的增加,即使左心室收缩功能正常或增加,并有代偿性心动过速,心排血量仍减少。

2.慢性主动脉瓣关闭不全

主动脉反流量逐渐增大,左心室充分发挥代偿作用,通过 Frank-Starling 定律调节左心室容量-压力关系,使总的左心室心搏量增加。长期左心室舒张期充盈过度,使心肌纤维被动牵张,刺激左心室发生离心性心肌肥大,心脏重量明显增加,心腔明显扩大。

代偿期扩张肥大的心肌收缩力增强,能充分将心腔内血液排出,每搏量明显增加,前向血流量、射血分数及收缩末期容量正常。

由于主动脉反流血量过大及肥大心肌退行性变和纤维化,左心室舒张功能受损。当左心室容量负荷超过心肌的代偿能力时,进入失代偿期。此时,心肌顺应性降低,心室舒张速度减慢,左心室舒张末压升高,左心房压和肺循环压力升高,引起肺淤血和呼吸困难。同时,心肌收缩力减弱,每搏量减少,前向血流量及射血分数降低。左心室收缩末期容量增加是左心收缩功能障碍的敏感指标之一。

(二)脉压增宽

慢性主动脉瓣关闭不全时,因左心室充盈量增加,每搏量增加,主动脉收缩压升高,而舒张期血液向左心室反流又使主动脉舒张压降低,压差增大。当主动脉舒张压<6.7 kPa(50 mmHg)时,提示有严重的主动脉瓣关闭不全。急性主动脉瓣关闭不全时,因心肌收缩功能受损,主动脉收缩压不高甚至降低,而左心室舒张末压明显升高,主动脉舒张压正常或轻度降低,压差可接近正常。

(三)心肌供血减少

由于主动脉舒张压降低和左心室舒张压升高,冠状动脉灌注压降低;左心室壁张力增加压迫心肌内血管,使心肌供血减少。交感神经兴奋反射性引起心率加快及心肌肥大和室壁张力增加又再次增加心肌耗氧量,故主动脉瓣关闭不全患者可出现心肌缺血和心绞痛,多出现在主动脉瓣关闭不全的晚期。

二、临床表现

(一)症状

主动脉瓣关闭不全患者一旦出现症状(表 3-2),往往有不可逆的左心功能不全。

表 3-2 重度主动脉瓣关闭不全典型体征

视诊及触诊	
de Musset 征	伴随每次心搏的点头征,由于动脉搏动过强所致
Muller 征	腭垂的搏动或摆动
Quincke 征	陷落脉或水冲脉,即血管突然短暂的充盈及塌陷
听诊	
Hill 征	袖带测压时,上下肢收缩压相差 8.0 kPa(60 mmHg),正常时<2.7 kPa(20 mmHg)
Traube 征	股动脉收缩音及舒张音增强,即枪击音
Duroziez 征	用听诊器轻压股动脉产生的杂音
de Tambour 杂音	第二心音增强,带有铃声特点,常见于梅毒性主动脉瓣反流

1.心悸和头部搏动

心脏冲动的不适感可能是最早的主诉,由于左心室明显增大,左心室每搏量明显增加,患者常感受到强烈的心悸。情绪激动或体力活动引起心动过速时,每搏量增加明显,此时症状更加突出。由于脉压显著增大,患者常感身体各部有强烈的动脉搏动感,尤以头颈部为甚。

2.呼吸困难

劳力性呼吸困难出现表示心脏储备能力已经降低,以后随着病情进展,可出现端坐呼吸和夜间阵发性呼吸困难,在合并二尖瓣病变时此症状更加明显。

3.胸痛

由于冠脉灌注主要在舒张期,所以主动脉舒张压决定了冠脉流量。重度主动脉瓣关闭不全患者舒张压明显下降,特别是夜间睡眠时心率减慢,舒张压下降进一步加重,冠脉血流更加减少。此外,胸痛发作还可能与左心室射血时引起升主动脉过分牵张或心脏明显增大有关。

4.眩晕

当快速变换体位时,可出现头晕或眩晕,晕厥较少见。

5.其他

如疲乏、过度出汗,尤其是在夜间心绞痛发作时出现,可能与自主神经系统改变有关。晚期右心力衰竭时可出现食欲缺乏、腹胀、下肢水肿、胸腔积液、腹水等。

(二)体征

1.视诊

颜面较苍白,头部随心脏搏动频率上下摆动(de Musset 征);指(趾)甲床可见毛细血管搏动征;心尖冲动向左下移位,范围较广,且可见有力的抬举样搏动;右心力衰竭时可见颈静脉怒张。

2.触诊

(1)颈动脉搏动明显增强,并呈双重搏动。

(2)主动脉瓣区及心底部可触及收缩期震颤,并向颈部传导。胸骨左下缘可触及舒张期震颤。

(3)颈动脉、桡动脉可触及水冲脉(Corrigan's pulse),即脉搏呈现高容量并迅速下降的特点,尤其是将患者前臂突然高举时更为明显。

(4)肺动脉高压和右心力衰竭时,可触及增大的肝脏,肝颈静脉回流征可阳性,下肢指凹性水肿。

3.叩诊

心界向左下扩大。

4.听诊

(1)主动脉舒张期杂音,为一与第二心音同时开始的高调叹气样递减型舒张早期杂音,坐位并前倾和深呼气时明显。一般主动脉瓣关闭不全越严重,杂音的时间越长,响度越大。轻度反流时,杂音限于舒张早期,音调高。中度或重度反流时,杂音粗糙,为全舒张期。杂音为音乐时,提示瓣叶脱垂、撕裂或穿孔。

(2)心底部及主动脉瓣区常可闻及收缩期喷射性杂音,较粗糙,强度2/6~4/6级,可伴有震颤,向颈部及胸骨上凹传导,为极大的每搏量通过畸形的主动脉瓣膜所致,并非由器质性主动脉瓣狭窄所致。

(3)Austin-Flint 杂音:心尖区常可闻及一柔和、低调的隆隆样舒张中期或收缩前期杂音,即 Austin-Flint 杂音,此乃由于主动脉瓣大量反流,冲击二尖瓣前叶,使其振动和移位,引起相对性二尖瓣狭窄;同时主动脉瓣反流与左心房回流血液发生冲击、混合,产生涡流所致。此杂音在用力握拳时增强,吸入亚硝酸异戊酯时减弱。

(4)当左心室明显扩大时,由于乳头肌外移引起功能性二尖瓣反流,可在心尖区闻及全收缩期吹风样杂音,向左腋下传导。

(5)心音:第一心音减弱,第二心音主动脉瓣成分减弱或阙如,但梅毒性主动脉炎时常亢进。由于舒张早期左心室快速充盈增加,心尖区常有第三心音。

(6)周围血管征听诊:股动脉枪击音(Traube sign);股动脉收缩期和舒张期双重杂音(Duroziez sign);脉压增大(Hill sign)。

三、辅助检查

(一)X 线检查

急性期心影多正常,常有肺淤血或肺水肿征。慢性主动脉瓣关闭不全常有以下特点。

(1)左心室明显增大,心脏呈主动脉型。

(2)升主动脉普遍扩张,可以波及主动脉弓。

(3)透视下主动脉搏动明显增强,与左心室搏动配合呈"摇椅样"摆动。

(4)左心房可增大,肺动脉高压或右心力衰竭时,右心室增大并可见肺静脉充血、肺间质水肿。

(二)心电图检查

轻度主动脉瓣关闭不全者心电图可正常。严重者可有左心室肥大和劳损,电轴左偏。 Ⅰ 、aVL、$V_{5\sim6}$ 导联 Q 波加深,ST 段压低和 T 波倒置;晚期左心房增大,也可有束支阻滞(图 3-8)。

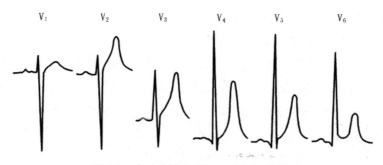

图 3-8 主动脉瓣关闭不全示心电图改变

V_5、V_6 导联出现深 Q 波,R 波增大,S-T 段抬高,T 波增大

(三)超声心动图检查

对主动脉瓣关闭不全及左心室功能评价很有价值,还可显示二叶式主动脉瓣、瓣膜脱垂、破裂或赘生物形成及升主动脉夹层等,有助于病因的判断。

1.M 型超声检查

显示舒张期二尖瓣前叶和室间隔纤细扑动,为主动脉瓣关闭不全的可靠诊断征象。但敏感度低。

2.二维超声检查

可显示瓣膜和升主动脉根部的形态改变,可见主动脉瓣增厚,舒张期关闭对合不佳,有助于病因确定。

3.彩色多普勒超声

由于舒张早期主动脉压和左心室舒张压间的高压差,主动脉瓣反流导致很高流速(超过4 m/s)的全舒张期湍流。彩色多普勒超声探头在主动脉瓣的心室侧可探及全舒张期高速血流,为最敏感的确定主动脉瓣反流方法,并可通过计算反流量与每搏量的比例,判断其严重程度。

(四)主动脉造影

当无创技术不能确定反流程度并且考虑外科治疗时,可行选择性主动脉造影,可半定量反流程度。

升主动脉造影提示:舒张期造影剂反流至左心室,可以显示左心室扩大。根据造影剂反流量可以估计关闭不全的程度。①Ⅰ度:造影剂反流仅限于主动脉口附近,一次收缩即可排出。②Ⅱ度:造影剂反流于左心室中部,一次收缩即可排出。③Ⅲ度:造影剂反流于左心室全部,一次收缩不能全部排出。

(五)磁共振显像

诊断主动脉疾病如主动脉夹层极准确。可目测主动脉瓣反流射流,可半定量反流程度,并能定量反流量和反流分数。

四、诊断和鉴别诊断

发现典型的主动脉瓣关闭不全的舒张期杂音伴周围血管征即可诊断,超声心动图可明确诊断。主动脉瓣舒张早期杂音应与下列杂音和疾病鉴别。

(一)Graham-Steell 杂音

见于严重肺动脉高压伴肺动脉扩张所致肺动脉瓣关闭不全,常有肺动脉高压体征,如胸骨左缘抬举样搏动、第二心音肺动脉瓣成分亢进等。

(二)肺动脉瓣关闭不全

胸骨左缘舒张期杂音吸气时增强,用力握拳时无变化。颈动脉搏动正常,肺动脉瓣区第二心音亢进,心电图示右心房和右心室肥大,X线检查示肺动脉主干突出。多见于二尖瓣狭窄及房间隔缺损。

(三)冠状动静脉瘘

可闻及主动脉瓣区舒张期杂音,但心电图及 X 线检查多正常,主动脉造影可见主动脉与右心房、冠状窦或右心室之间有交通。

(四)主动脉窦瘤破裂

杂音与主动脉瓣关闭不全相似,但有突发性胸痛,进行性右心功能衰竭,主动脉造影及超声心动图检查可确诊。

五、并发症

(1)充血性心力衰竭:为主动脉瓣关闭不全的主要死亡原因。一旦出现心功能不全的症状,往往在2~3 年内死亡。

(2)感染性心内膜炎:较常见。

(3)室性心律失常:较常见。

六、治疗

(一)内科治疗

1.预防感染性心内膜炎

避免上呼吸道感染及全身感染,防止发生心内膜炎。

2.控制充血性心力衰竭

避免过度的体力劳动及剧烈运动,限制钠盐摄入。无症状患者出现左心室扩大,特别是 EF 降低时,应给予地高辛。

3.控制高血压

控制高血压至关重要,因为它可加重反流程度。当伴发升主动脉根部扩张时,高血压也可促进主动脉夹层的发生。目前研究证实,应用血管扩张药特别是血管紧张素转换酶抑制药(ACEI)能防止或延缓左心扩大,逆转左心室肥厚,防止心肌重构。

(二)外科治疗

主动脉瓣关闭不全,一旦心脏失去代偿功能,病情将急转直下,多数在出现心力衰竭后 2 年内死亡。主动脉瓣关闭不全的彻底治疗方法是主动脉瓣置换术。最佳的手术时机为左心室功能衰竭刚刚开始即严重心力衰竭发生之前手术,或虽无症状,但左心室射血分数低于正常和左心室舒张末期内径>60 mm左右,应进行手术治疗。

对于左心室功能正常而无症状的患者,心脏结构改变不明显的应密切随诊,每 6 个月复查超声心动图及时发现手术时机。一旦出现症状或出现左心室功能衰竭或左心室明显增大应及时手术。

1.人工瓣膜置换术

风湿性和绝大多数其他病因引起的主动脉瓣关闭不全均宜施行瓣膜置换术。分机械瓣和生物瓣两种。心脏明显扩大、长期左心功能不全的患者,手术死亡率约为 10%,尽管如此,由于药物治疗的预后较差,即使有左心衰竭也应考虑手术治疗。

2.瓣膜修复术

较少用,通常不能完全消除主动脉瓣反流,仅适用于感染性心内膜炎主动脉瓣赘生物或穿孔、主动脉瓣与其瓣环撕裂。由于升主动脉动脉瘤使瓣环扩张所致的主动脉瓣关闭不全,可行瓣环紧缩成形术。

3.急性主动脉瓣关闭不全的治疗

严重急性主动脉瓣关闭不全迅速发生急性左心功能不全、肺水肿和低血压,极易导致死亡,故应在积极内科治疗的同时,及早采用手术治疗,以挽救患者的生命。术前应静脉滴注正性肌力药物如多巴胺或多巴酚丁胺和血管扩张药如硝普钠,以维持心功能和血压。

神经内科疾病

第一节　脑　出　血

脑出血(intracerebral hemorrhage,ICH)也称脑溢血,是原发性非外伤性脑实质内出血,故又称原发性或自发性脑出血。脑出血是脑内的血管病变破裂而引起的出血,绝大多数是高血压伴发小动脉微动脉瘤在血压骤升时破裂所致,称为高血压性脑出血。主要病理特点为局部脑血流变化、炎症反应,以及脑出血后脑血肿的形成和血肿周边组织受压、水肿、神经细胞凋亡。80%的脑出血发生在大脑半球,20%发生在脑干和小脑。脑出血起病急骤,临床表现为头痛、呕吐、意识障碍、偏瘫、偏身感觉障碍等。在所有脑血管疾病患者中,脑出血占20%～30%,年发病率为(60～80)/10万,急性期病死率为30%～40%,是病死率和致残率很高的常见疾病。该病常发生于40～70岁,其中＞50岁的人群发病率最高,达93.6%,但近年来发病年龄有越来越年轻的趋势。

一、病因与发病机制

(一)病因

高血压及高血压合并小动脉硬化是脑出血的最常见病因,约95%的脑出血患者患有高血压。其他病因有先天性动静脉畸形或动脉瘤破裂、脑动脉炎血管壁坏死、脑瘤出血、血液病并发脑内出血、烟雾病(Moyamoya病)、脑淀粉样血管病变、梗死性脑出血、药物滥用、抗凝或溶栓治疗等。

(二)发病机制

尚不完全清楚,与下列因素相关。

1.高血压

持续性高血压引起脑内小动脉或深穿支动脉壁脂质透明样变性和纤维蛋白

样坏死,使小动脉变脆,血压持续升高引起动脉壁疝或内膜破裂,导致微小动脉瘤或微夹层动脉瘤。血压骤然升高时血液自血管壁渗出或动脉瘤壁破裂,血液进入脑组织形成血肿。此外,高血压引起远端血管痉挛,导致小血管缺氧坏死、血栓形成、斑点状出血及脑水肿,继发脑出血,可能是子痫时高血压脑出血的主要机制。脑动脉壁中层肌细胞薄弱,外膜结缔组织少且缺乏外层弹力层,豆纹动脉等穿动脉自大脑中动脉近端呈直角分出,受高血压血流冲击易发生粟粒状动脉瘤,使深穿支动脉成为脑出血的主要好发部位,故豆纹动脉外侧支称为出血动脉。

2.淀粉样脑血管病

它是老年人原发性非高血压性脑出血的常见病因,好发于脑叶,易反复发生,常表现为多发性脑出血。发病机制不清,可能为:血管内皮异常导致渗透性增加,血浆成分包括蛋白酶侵入血管壁,形成纤维蛋白样坏死或变性,导致内膜透明样增厚,淀粉样蛋白沉积,使血管中膜、外膜被淀粉样蛋白取代,弹性膜及中膜平滑肌消失,形成蜘蛛状微血管瘤扩张,当情绪激动或活动诱发血压升高时血管瘤破裂引起出血。

3.其他因素

血液病如血友病、白血病、血小板减少性紫癜、红细胞增多症、镰状细胞病等可因凝血功能障碍引起大片状脑出血。肿瘤内异常新生血管破裂或侵蚀正常脑血管也可导致脑出血。维生素 B_1、维生素 C 缺乏或毒素(如砷)可引起脑血管内皮细胞坏死,导致脑出血,出血灶特点通常为斑点状而非融合成片。结节性多动脉炎、病毒性和立克次体性疾病等可引起血管床炎症,炎症致血管内皮细胞坏死、血管破裂发生脑出血。脑内小动、静脉畸形破裂可引起血肿,脑内静脉循环障碍和静脉破裂亦可导致出血。血液病、肿瘤、血管炎或静脉窦闭塞性疾病等所致脑出血亦常表现为多发性脑出血。

(三)脑出血后脑水肿的发生机制

脑出血后机体和脑组织局部发生一系列病理生理反应,其中自发性脑出血后最重要的继发性病理变化之一是脑水肿。由于血肿周围脑组织形成水肿带,继而引起神经细胞及其轴突的变性和坏死,成为患者病情恶化和死亡的主要原因之一。目前认为,脑出血后脑水肿与占位效应、血肿内血浆蛋白渗出和血凝块回缩、血肿周围继发缺血、血肿周围组织炎症反应、水通道蛋白-4(AQP-4)及自由基级联反应等有关。

1.占位效应

主要是通过机械性压力和颅内压增高引起。巨大血肿可立即产生占位效应,造成周围脑组织损害,并引起颅内压持续增高。早期主要为局灶性颅内压增高,随后发展为弥漫性颅内压增高,而颅内压的持续增高可引起血肿周围组织广泛性缺血,并加速缺血组织的血管通透性改变,引发脑水肿形成。同时,脑血流量降低、局部组织压力增加可促发血管活性物质从受损的脑组织中释放,破坏血-脑屏障,引发脑水肿形成。因此,血肿占位效应虽不是脑水肿形成的直接原因,但可通过影响脑血流量、周围组织压力以及颅内压等因素,间接地在脑出血后脑水肿形成机制中发挥作用。

2.血肿内血浆蛋白渗出和血凝块回缩

血肿内血液凝结是脑出血超急性期血肿周围组织脑水肿形成的首要条件。在正常情况下,脑组织细胞间隙中的血浆蛋白含量非常低,但在血肿周围组织细胞间隙中却可见血浆蛋白和纤维蛋白聚积,这可导致细胞间隙胶体渗透压增高,使水分渗透到脑组织内形成水肿。此外,血肿形成后由于血凝块回缩,使血肿腔静水压降低,这也将导致血液中的水分渗透到脑组织间隙形成水肿。凝血连锁反应激活、血凝块回缩(血肿形成后血块分离成1个红细胞中央块和1个血清包绕区)以及纤维蛋白沉积等,在脑出血后血肿周围组织脑水肿形成中发挥着重要作用。血凝块形成是脑出血血肿周围组织脑水肿形成的必经阶段,而血浆蛋白(特别是凝血酶)则是脑水肿形成的关键因素。

3.血肿周围继发缺血

脑出血后血肿周围局部脑血流量显著降低,而脑血流量的异常降低可引起血肿周围组织缺血。一般脑出血后6~8小时,血红蛋白和凝血酶释出细胞毒性物质,兴奋性氨基酸释放增多等,细胞内钠聚集,则引起细胞毒性水肿;出血后4~12小时,血-脑屏障开始破坏,血浆成分进入细胞间液,则引起血管源性水肿。同时,脑出血后形成的血肿在降解过程中,产生的渗透性物质和缺血的代谢产物,也使组织间渗透压增高,促进或加重脑水肿,从而形成血肿周围半暗带。

4.血肿周围组织炎症反应

脑出血后血肿周围中性粒细胞、巨噬细胞和小胶质细胞活化,血凝块周围活化的小胶质细胞和神经元中白细胞介素-1(IL-1)、白细胞介素-6(IL-6)、细胞间黏附因子-1(ICAM-1)和肿瘤坏死因子-α(TNF-α)表达增加。临床研究采用双抗夹心酶联免疫吸附试验检测41例脑出血患者脑脊液IL-1和S100蛋白含量发现,急性患者脑脊液IL-1水平显著高于对照组,提示IL-1可能促进了脑水肿和脑损伤的发展。ICAM-1在中枢神经系统中分布广泛。Gong 等的研究证明,脑出血后 12 小时神经细胞开始表达ICAM-1,3 天达高峰,持续 10 天逐渐下降;脑出血后 1 天时血管内皮开始表达 ICAM-1,7 天达高峰,持续 2 周。表达ICAM-1的白细胞活化后能产生大量蛋白水解酶,特别是基质金属蛋白酶(MMP),促使血-脑屏障通透性增加,血管源性脑水肿形成。

5.AQP-4 与脑水肿

过去一直认为水的跨膜转运是通过被动扩散实现的,而水通道蛋白(aquaporin,AQP)的发现完全改变了这种认识。现在认为,水的跨膜转运实际上是一个耗能的主动过程,是通过 AQP 实现的。AQP 在脑组织中广泛存在,可能是脑脊液重吸收、渗透压调节、脑水肿形成等生理、病理过程的分子生物学基础。迄今已发现的 AQP 至少存在 10 种亚型,其中 AQP-4 和 AQP-9 可能参与血肿周围脑组织水肿的形成。实验研究脑出血后不同时间点大鼠脑组织 AQP-4 的表达分布发现,对照组和实验组未出血侧 AQP-4 在各时间点的表达均为弱阳性,而水肿区从脑出血后 6 小时开始表达增强,3 天时达高峰,此后逐渐回落,1 周后仍明显高于正常组。另外,随着出血时间的推移,出血侧 AQP-4 表达范围不断扩大,表达强度不断增强,并且与脑水肿严重程度呈正相关。以上结果提示,脑出血能导致细胞内外水和电解质失衡,细胞内外渗透压发生改变,激活位于细胞膜上的 AQP-4,进而促进水和电解质通过 AQP-4 进入细胞内导致细胞水肿。

6.自由基级联反应

脑出血后脑组织缺血缺氧发生一系列级联反应造成自由基浓度增加。自由基通过攻击脑内细胞膜磷脂中多聚不饱和脂肪酸和脂肪酸的不饱和双键,直接造成脑损伤发生脑水肿;同时引起脑血管通透性增加,亦加重脑水肿从而加重病情。

二、病理

肉眼所见:脑出血病例尸检时脑外观可见到明显动脉粥样硬化,出血侧半球膨隆肿胀,脑回宽、脑沟窄,有时可见少量蛛网膜下腔积血,颞叶海马与小脑扁桃体处常可见脑疝痕迹,出血灶一般在2~8 cm左右,绝大多数为单灶,仅 1.8% ~2.7% 为多灶。常见的出血部位为壳核出血,出血向内发展可损伤内囊,出血量大时可破入侧脑室。丘脑出血时,血液常穿破第三脑室或侧脑室,向外可损伤内囊。脑桥和小脑出血时,血液可穿破第四脑室,甚至可经中脑导水管逆行进入侧脑室。原发性脑室出血,出血量小时只侵及单个脑室或多个脑室的一部分;大量出血时全部脑室均可被血液充满,脑室扩张积血形成铸型。脑出血血肿周围脑组织受压,水肿明显,颅内压增高,脑组织可移位。幕上半球出血,血肿向下破坏或挤压丘脑下部和脑干,使其变形、移位和继发出血,并常出现小脑幕疝;如中线部位下移可形成中心疝;颅内压增高明显或小脑出血较重时均易发生枕骨大孔疝,这些都是导致患者死亡的直接原因。急性期后,血块溶解,含铁血黄素和破坏的脑组织被吞噬细胞清除,胶质增生,小出血灶形成胶质瘢痕,大者形成囊腔,称为中风囊,腔内可见黄色液体。

显微镜观察可分为 3 期:①出血期:可见大片出血,红细胞多新鲜。出血灶边缘多出现坏死。软化的脑组织,神经细胞消失或呈局部缺血改变,常有多形核白细胞浸润。②吸收期:出血 24～36 小时即可出现胶质细胞增生,小胶质细胞及来自血管外膜的细胞形成格子细胞,少数格子细胞含铁血黄素。星形胶质细胞增生及肥胖变性。③修复期:血液及坏死组织渐被清除,组织缺损部分由胶质细胞、胶质纤维及胶原纤维代替,形成瘢痕。出血灶较小可完全修复,较大则遗留囊腔。血红蛋白代谢产物长久残存于瘢痕组织中,呈现棕黄色。

三、临床表现

(一)症状与体征

1.意识障碍

多数患者发病时很快出现不同程度的意识障碍,轻者可呈嗜睡,重者可昏迷。

2.高颅压征

表现为头痛、呕吐。头痛以病灶侧为重,意识蒙眬或浅昏迷者可见患者用健侧手触摸病灶侧头部;呕吐多为喷射性,呕吐物为胃内容物,如合并消化道出血可为咖啡样物。

3.偏瘫

病灶对侧肢体瘫痪。

4.偏身感觉障碍

病灶对侧肢体感觉障碍,主要是痛觉、温度觉减退。

5.脑膜刺激征

见于脑出血已破入脑室、蛛网膜下腔以及脑室原发性出血之时,可有颈项强直或强迫头位,Kernig 征阳性。

6.失语症

优势半球出血者多伴有运动性失语症。

7.瞳孔与眼底异常

瞳孔可不等大、双瞳孔缩小或散大。眼底可有视网膜出血和视盘水肿。

8.其他症状

如心律不齐、呃逆、呕吐咖啡色样胃内容物、呼吸节律紊乱、体温迅速上升及心电图异常等变化。脉搏常有力或缓慢，血压多升高，可出现肢端发绀，偏瘫侧多汗，面色苍白或潮红。

(二)不同部位脑出血的临床表现

1.基底节区出血

为脑出血中最多见者，占60％～70％。其中壳核出血最多，约占脑出血的60％，主要是豆纹动脉尤其是其外侧支破裂引起；丘脑出血较少，约占10％，主要是丘脑穿动脉或丘脑膝状体动脉破裂引起；尾状核及屏状核等出血少见。虽然各核出血有其特点，但出血较多时均可侵及内囊，出现一些共同症状。现将常见的症状分轻、重两型叙述如下。

(1)轻型：多属壳核出血，出血量一般为数毫升至30 mL，或为丘脑小量出血，出血量仅数毫升，出血限于丘脑或侵及内囊后肢。患者突然头痛、头晕、恶心呕吐、意识清楚或轻度障碍，出血灶对侧出现不同程度的偏瘫，亦可出现偏身感觉障碍及偏盲(三偏征)，两眼可向病灶侧凝视，优势半球出血可有失语。

(2)重型：多属壳核大量出血，向内扩展或穿破脑室，出血量可达30～160 mL；或丘脑较大量出血，血肿侵及内囊或破入脑室。发病突然，意识障碍重，鼾声明显，呕吐频繁，可吐咖啡样胃内容物(由胃部应激性溃疡所致)。丘脑出血病灶对侧常有偏身感觉障碍或偏瘫，肌张力低，可引出病理反射，平卧位时，患侧下肢呈外旋位。但感觉障碍常先于或重于运动障碍，部分病例病灶对侧可出现自发性疼痛。常有眼球运动障碍(眼球向上注视麻痹，呈下视内收状态)。瞳孔缩小或不等大，一般为出血侧散大，提示已有小脑幕疝形成；部分病例有丘脑性失语(言语缓慢而不清、重复言语、发音困难、复述差，朗读正常)或丘脑性痴呆(记忆力减退、计算力下降、情感障碍、人格改变等)。如病情发展，血液大量破入脑室或损伤丘脑下部及脑干，昏迷加深，出现去大脑强直或四肢弛缓，面色潮红或苍白，出冷汗，鼾声大作，中枢性高热或体温过低，甚至出现肺水肿、上消化道出血等内脏并发症，最后多发生枕骨大孔疝死亡。

2.脑叶出血

又称皮质下白质出血。应用CT以后，发现脑叶出血约占脑出血的15％，发病年龄11～80岁，40岁以下占30％，年轻人多由血管畸形(包括隐匿性血管畸形）、Moyamoya 病引起,老年人常见于高血压动脉硬化及淀粉样血管病等。脑叶出血以顶叶最多见,以后依次为颞叶、枕叶、额叶,40%为跨叶出血。脑出血除意识障碍、颅内高压和抽搐等常见症状外,还有各脑叶的特异表现。

(1)额叶出血:常有一侧或双侧的前额痛、病灶对侧偏瘫。部分病例有精神行为异常、凝视麻痹、言语障碍和癫痫发作。

(2)顶叶出血:常有病灶侧颞部疼痛;病灶对侧的轻偏瘫或单瘫、深浅感觉障碍和复合感觉障碍;体象障碍、手指失认和结构失用症等,少数病例可出现下象限盲。

(3)颞叶出血:常有耳部或耳前部疼痛,病灶对侧偏瘫,但上肢瘫重于下肢,中枢性面、舌瘫可有对侧上象限盲;优势半球出血可出现感觉性失语或混合性失语;可有颞叶癫痫、幻嗅、幻视、兴奋躁动等精神症状。

(4)枕叶出血:可出现同侧眼部疼痛,同向性偏盲和黄斑回避现象,可有一过性黑蒙和视物变形。

3.脑干出血

(1)中脑出血:中脑出血少见,自 CT 应用于临床后,临床已可诊断。轻症患者表现为突然出现复视、眼睑下垂、一侧或两侧瞳孔扩大、眼球不同轴、水平或垂直眼震,同侧肢体共济失调,也可表现大脑脚综合征(Weber 综合征)或红核综合征(Benedikt 综合征)。重者出现昏迷、四肢迟缓性瘫痪、去大脑强直,常迅速死亡。

(2)脑桥出血:占脑出血的 10%左右。病灶多位于脑桥中部的基底部与被盖部之间。患者表现突然头痛,同侧第Ⅵ、Ⅶ、Ⅷ对脑神经麻痹,对侧偏瘫(交叉性瘫痪),出血量大或病情重者常有四肢瘫,很快进入意识障碍、针尖样瞳孔、去大脑强直、呼吸障碍,多迅速死亡。可伴中枢性高热、大汗和应激性溃疡等。一侧脑桥小量出血可表现为脑桥腹内侧综合征(Foville 综合征)、闭锁综合征和脑桥腹外侧综合征(Millard-Gubler综合征)。

(3)延髓出血:延髓出血更为少见,突然意识障碍,血压下降,呼吸节律不规则,心律失常,轻症病例可呈延髓背外侧综合征(Wallenberg综合征),重症病例常因呼吸心跳停止而死亡。

4.小脑出血

约占脑出血的 10%。多见于一侧半球的齿状核部位,小脑蚓部也可发生。发病突然,眩晕明显,频繁呕吐,枕部疼痛,病灶侧共济失调,可见眼球震颤,同侧周围性面瘫,颈项强直等,如不仔细检查,易误诊为蛛网膜下腔出血。当出血量不大时,主要表现为小脑症状,如病灶侧共济失调,眼球震颤,构音障碍和吟诗样语言,无偏瘫。出血量增加时,还可表现有脑桥受压体征,如展神经麻痹、侧视麻痹等,以及肢体偏瘫和/或锥体束征。病情如继续加重,颅内压增高明显,昏迷加深,极易发生枕骨大孔疝死亡。

5.脑室出血

分原发与继发两种,继发性系指脑实质出血破入脑室者;原发性指脉络丛血管出血及室管膜下动脉破裂出血,血液直流入脑室者。以前认为脑室出血罕见,现已证实占脑出血的3%～5%。55%的患者出血量较少,仅部分脑室有血,脑脊液呈血性,类似蛛网膜下腔出血。临床常表现为头痛、呕吐、项强、Kernig征阳性、意识清楚或一过性意识障碍,但常无偏瘫体征,脑脊液血性,酷似蛛网膜下腔出血,预后良好,可以完全恢复正常;出血量大,全部脑室均被血液充满者,其临床表现符合既往所谓脑室出血的症状,即发病后突然头痛、呕吐、昏迷、瞳孔缩小或时大时小,眼球浮动或分离性斜视,四肢肌张力增高,病理反射阳性,早期出现去大脑强直,严重者双侧瞳孔散大,呼吸深,鼾声明显,体温明显升高,面部充血多汗,预后极差,多迅速死亡。

四、辅助检查

(一)头颅 CT

发病后 CT 平扫可显示近圆形或卵圆形均匀高密度的血肿病灶,边界清楚,可确定血肿部位、大小、形态及是否破入脑室,血肿周围有无低密度水肿带及占位效应(脑室受压、脑组织移位)和梗阻性脑积水等。早期可发现边界清楚、均匀的高度密度灶,CT 值为60～80Hu,周围环绕低密度水肿带。血肿范围大时可见占位效应。根据 CT 影像估算出血量可采用简单易行的多田计算公式:出血量(mL)＝0.5×最大面积长轴(cm)×最大面积短轴(mL)×层面数。出血后 3～7 天,血红蛋白破坏,纤维蛋白溶解,高密度区向心性缩小,边缘模糊,周围低密度区扩大。病后2～4 周,形成等密度或低密度灶。病后 2 个月左右,血肿区形成囊腔,其密度与脑脊液近乎相等,两侧脑室扩大;增强扫描,可见血肿周围有环状高密度强化影,其大小、形状与原血肿相近。

(二)头颅 MRI/MRA

MRI 的表现主要取决于血肿所含血红蛋白量的变化。发病1天内,血肿呈 T_1 等信号或低信号,T_2 呈高信号或混合信号;第2天至1周内,T_1 为等信号或稍低信号,T_2 为低信号;第 2～4 周,T_1 和 T_2 均为高信号;4 周后,T_1 呈低信号,T_2 为高信号。此外,MRA 可帮助发现脑血管畸形、肿瘤及血管瘤等病变。

(三)数字减影血管造影(DSA)

对脑叶出血、原因不明或怀疑脑血管畸形、血管瘤、moyamoya病和血管炎等患者有意义,尤其血压正常的年轻患者应通过DSA查明病因。

(四)腰椎穿刺检查

在无条件做CT时,且患者病情不重,无明显颅内高压者可进行腰椎穿刺检查。脑出血者脑脊液压力常增高,若出血破入脑室或蛛网膜下腔者脑脊液多呈均匀血性。有脑疝及小脑出血者应禁做腰椎穿刺检查。

(五)经颅多普勒超声(TCD)

由于简单及无创性,可在床边进行检查,已成为监测脑出血患者脑血流动力学变化的重要方法。①通过检测脑动脉血流速度,间接监测脑出血的脑血管痉挛范围及程度,脑血管痉挛时其血流速度增高。②测定血流速度、血流量和血管外周阻力可反映颅内压增高时脑血流灌注情况,如颅内压超过动脉压时收缩期及舒张期血流信号消失,无血流灌注。③提供脑动静脉畸形、动脉瘤等病因诊断的线索。

(六)脑电图(EEG)

可反映脑出血患者脑功能状态。意识障碍可见两侧弥漫性慢活动,病灶侧明显;无意识障碍时,基底节和脑叶出血出现局灶性慢波,脑叶出血靠近皮质时可有局灶性棘波或尖波发放;小脑出血无意识障碍时脑电图多正常,部分患者同侧枕颞部出现慢活动;中脑出血多见两侧阵发性同步高波幅慢活动;脑桥出血患者昏迷时可见 $8 \sim 12Hz$ α波、低波幅β波、纺锤波或弥漫性慢波等。

(七)心电图

可及时发现脑出血合并心律失常或心肌缺血,甚至心肌梗死。

(八)血液检查

重症脑出血急性期白细胞数可增至 $(10 \sim 20) \times 10^9/L$,并可出现血糖含量升高、蛋白尿、尿糖、血尿素氮含量增加,以及血清肌酶含量升高等。但均为一过性,可随病情缓解而消退。

五、诊断与鉴别诊断

(一)诊断要点

1.一般性诊断要点

(1)急性起病,常有头痛、呕吐、意识障碍、血压增高和局灶性神经功能缺损症状,部分病例有眩晕或抽搐发作。饮酒、情绪激动、过度劳累等是常见的发病诱因。

(2)常见的局灶性神经功能缺损症状和体征包括偏瘫、偏身感觉障碍、偏盲等,多于数分钟至数小时内达到高峰。

(3)头颅 CT 扫描可见病灶中心呈高密度改变,病灶周边常有低密度水肿带。头颅MRI/MRA有助于脑出血的病因学诊断和观察血肿的演变过程。

2.各部位脑出血的临床诊断要点

(1)壳核出血:①对侧肢体偏瘫,优势半球出血常出现失语。②对侧肢体感觉障碍,主要是痛觉、温度觉减退。③对侧偏盲。④凝视麻痹,呈双眼持续性向出血侧凝视。⑤尚可出现失用、体象障碍、记忆力和计算力障碍、意识障碍等。

(2)丘脑出血:①丘脑型感觉障碍:对侧半身深浅感觉减退、感觉过敏或自发性疼痛。②运动障碍:出血侵及内囊可出现对侧肢体瘫痪,多为下肢重于上肢。③丘脑性失语:言语缓慢而不清、重复言语、发音困难、复述差,朗读正常。④丘脑性痴呆:记忆力减退、计算力下降、情感障碍、人格改变。⑤眼球运动障碍:眼球向上注视麻痹,常向内下方凝视。

(3)脑干出血:①中脑出血:突然出现复视,眼睑下垂;一侧或两侧瞳孔扩大,眼球不同轴,水平或垂直眼震,同侧肢体共济失调,也可表现 Weber 综合征或 Benedikt 综合征;严重者很快出现意识障碍,去大脑强直。②脑桥出血:突然头痛,呕吐,眩晕,复视,眼球不同轴,交叉性瘫痪或偏瘫、四肢瘫等。出血量较大时,患者很快进入意识障碍,针尖样瞳孔,去大脑强直,呼吸障碍,并可伴有高热、大汗、应激性溃疡等,多迅速死亡;出血量较少时可表现为一些典型的综合征,如 Foville 综合征、Millard-Gubler 综合征和闭锁综合征等。③延髓出血:突然意识障碍,血压下降,呼吸节律不规则,心律失常,继而死亡。轻者可表现为不典型的 Wallenberg 综合征。

(4)小脑出血:①突发眩晕、呕吐、后头部疼痛,无偏瘫。②有眼震,站立和步态不稳,肢体共济失调、肌张力降低及颈项强直。③头颅 CT 扫描示小脑半球或小脑蚓高密度影及第四脑室、脑干受压。

(5)脑叶出血:①额叶出血:前额痛、呕吐、痫性发作较多见;对侧偏瘫、共同偏视、精神障碍;优势半球出血时可出现运动性失语。②顶叶出血:偏瘫较轻,而偏侧感觉障碍显著;对侧下象限盲,优势半球出血时可出现混合性失语。③颞叶出血:表现为对侧中枢性面、舌瘫及上肢为主的瘫痪;对侧上象限盲;优势半球出血时可有感觉性或混合性失语;可有颞叶癫痫、幻嗅、幻视。④枕叶出血:对侧同向性偏盲,并有黄斑回避现象,可有一过性黑蒙和视物变形;多无肢体瘫痪。

(6)脑室出血:①突然头痛、呕吐,迅速进入昏迷或昏迷逐渐加深。②双侧瞳孔缩小,四肢肌张力增高,病理反射阳性,早期出现去大脑强直,脑膜刺激征阳性。③常出现丘脑下部受损的症状及体征,如上消化道出血、中枢性高热、大汗、应激性溃疡、急性肺水肿、血糖增高、尿崩症等。④脑脊液压力增高,呈血性。⑤轻者仅表现头痛、呕吐、脑膜刺激征阳性,无局限性神经体征。临床上易误诊为蛛网膜下腔出血,需通过头颅 CT 检查来确定诊断。

(二)鉴别诊断

1.脑梗死

发病较缓,或病情呈进行性加重;头痛、呕吐等颅内压增高症状不明显;典型病例一般不难鉴别;但脑出血与大面积脑梗死、少量脑出血与脑梗死临床症状相似,鉴别较困难,常需头颅 CT 鉴别。

2.脑栓塞

起病急骤,一般缺血范围较广,症状常较重,常伴有风湿性心脏病、心房颤动、细菌性心内膜炎、心肌梗死或其他容易产生栓子来源的疾病。

3.蛛网膜下腔出血

好发于年轻人,突发剧烈头痛,或呈爆裂样头痛,以颈枕部明显,有的可痛牵颈背、双下肢。呕吐较频繁,少数严重患者呈喷射状呕吐。约 50% 的患者可出现短暂、不同程度的意识障碍,尤以老年患者多见。常见一侧动眼神经麻痹,其次为视神经、三叉神经和展神经麻痹,脑膜刺激征常见,无偏瘫等脑实质损害的体征,头颅 CT 可帮助鉴别。

4.外伤性脑出血

外伤性脑出血是闭合性头部外伤所致,发生于受冲击颅骨下或对冲部位,常见于额极和颞极,外伤史可提供诊断线索,CT 可显示血肿外形不整。

5.内科疾病导致的昏迷

(1)糖尿病昏迷:①糖尿病酮症酸中毒:多数患者在发生意识障碍前数天有多尿、烦渴多饮和乏力,随后出现食欲缺乏、恶心、呕吐,常伴头痛、嗜睡、烦躁、呼吸深快,呼气中有烂苹果味(丙酮)。随着病情进一步发展,出现严重失水,尿量减少,皮肤弹性差,眼球下陷,脉细速,血压下降,至晚期时各种反射迟钝甚至消失,嗜睡甚至昏迷。尿糖、尿酮体呈强阳性,血糖和血酮体均有升高。头部 CT 结果阴性。②高渗性非酮症糖尿病昏迷:起病时常先有多尿、多饮,但多食不明显,或反而食欲缺乏,以致常被忽视。失水随病程进展逐渐加重,出现神经精神症状,表现为嗜睡、幻觉、定向障碍、偏盲、上肢拍击样粗震颤、痫性发作(多为局限性发作)等,最后陷入昏迷。尿糖强阳性,但无酮症或较轻,血尿素氮及肌酐升高。突出的表现为血糖常高至 33.3 mmol/L(600 mg/dL)以上,一般为 33.3~66.6 mmol/L(600~1 200 mg/dL);血钠升高可达155 mmol/L;血浆渗透压显著增高达 330~460 mmol/L,一般在 350 mmol/L 以上。头部 CT 结果阴性。

(2)肝性昏迷:有严重肝病和/或广泛门体侧支循环,精神紊乱、昏睡或昏迷,明显肝功能损害或血氨升高,扑翼(击)样震颤和典型的脑电图改变(高波幅的 δ 波,每秒少于 4 次)等,有助于诊断与鉴别诊断。

(3)尿毒症昏迷:少尿(<400 mL/d)或无尿(<50 mL/d),血尿,蛋白尿,管型尿,氮质血症,水电解质紊乱和酸碱失衡等。

(4)急性酒精中毒:①兴奋期:血乙醇浓度达到 11 mmol/L(50 mg/dL)即感头痛、欣快、兴奋。血乙醇浓度超过 16 mmol/L(75 mg/dL),健谈、饶舌、情绪不稳定、自负、易激怒,可有粗鲁行为或攻击行动,也可能沉默、孤僻;浓度达到 22 mmol/L(100 mg/dL)时,驾车易发生车祸。②共济失调期:血乙醇浓度达到 33 mmol/L(150 mg/dL)时,肌肉运动不协调,行动笨拙,言语含糊不清,眼球震颤,视力模糊,复视,步态不稳,出现明显共济失调。浓度达到 43 mmol/L (200 mg/dL)时,出现恶心、呕吐、困倦。③昏迷期:血乙醇浓度升至 54 mmol/L (250 mg/dL)时,患者进入昏迷期,表现昏睡、瞳孔散大、体温降低。血乙醇浓度超过 87 mmol/L(400 mg/dL)时,患者陷入深昏迷,心率快、血压下降,呼吸慢而有鼾音,可出现呼吸、循环麻痹而危及生命。实验室检查可见血清乙醇浓度升高,呼出气中乙醇浓度与血清乙醇浓度相当;动脉血气分析可见轻度代谢性酸中毒;电解质失衡,可见低血钾、低血镁和低血钙;血糖可降低。

(5)低血糖昏迷:低血糖昏迷是指各种原因引起的重症的低血糖症。患者突然昏迷、抽搐,表现为局灶神经系统症状的低血糖易被误诊为脑出血。化验血糖低于 2.8 mmol/L,推注葡萄糖后症状迅速缓解,发病后 72 小时复查头部 CT 结果阴性。

(6)药物中毒:①镇静催眠药中毒:有服用大量镇静催眠药史,出现意识障碍和呼吸抑制及血压下降。胃液、血液、尿液中检出镇静催眠药。②阿片类药物中毒:有服用大量吗啡或哌替啶的阿片类药物史,或有吸毒史,除了出现昏迷、针尖样瞳孔(哌替啶的急性中毒瞳孔反而扩大)、呼吸抑制"三联征"等特点外,还可出现发绀、面色苍白、肌肉无力、惊厥、牙关禁闭、角弓反张,呼吸先浅而慢,后叹息样或潮式呼吸、肺水肿、休克、瞳孔对光反射消失,死于呼吸衰竭。血、尿阿片类毒物成分,定性试验呈阳性。使用纳洛酮可迅速逆转阿片类药物所致的昏迷、呼吸抑制、缩瞳等毒性作用。

(7)CO中毒:①轻度中毒:血液碳氧血红蛋白(COHb)可高于10%～20%。患者有剧烈头痛、头晕、心悸、口唇黏膜呈樱桃红色、四肢无力、恶心、呕吐、嗜睡、意识模糊、视物不清、感觉迟钝、谵妄、幻觉、抽搐等。②中度中毒:血液COHb浓度可高达30%～40%。患者出现呼吸困难、意识丧失、昏迷,对疼痛刺激可有反应,瞳孔对光反射和角膜反射可迟钝,腱反射减弱,呼吸、血压和脉搏可有改变。经治疗可恢复且无明显并发症。③重度中毒:血液COHb浓度可高于50%以上。深昏迷,各种反射消失。患者可呈去大脑皮质状态(患者可以睁眼,但无意识,不语,不动,不主动进食或大小便,呼之不应,推之不动,肌张力增强),常有脑水肿、惊厥、呼吸衰竭、肺水肿、上消化道出血、休克和严重的心肌损害,出现心律失常,偶可发生心肌梗死。有时并发脑局灶损害,出现锥体系或锥体外系损害体征。监测血中COHb浓度可明确诊断。

应详细询问病史,内科疾病导致昏迷者有相应的内科疾病病史,仔细查体,局灶体征不明显;脑出血者则同向偏视、一侧瞳孔散大、一侧面部船帆现象、一侧上肢出现扬鞭现象、一侧下肢呈外旋位,血压升高。CT检查可助鉴别。

六、治疗

急性期的主要治疗原则是:保持安静,防止继续出血;积极抗脑水肿,降低颅内压;调整血压;改善循环;促进神经功能恢复;加强护理,防治并发症。

(一)一般治疗

1.保持安静

(1)卧床休息3～4周,脑出血发病后24小时内,特别是6小时内可有活动性出血或血肿继续扩大,应尽量减少搬运,就近治疗。重症需严密观察体温、脉搏、呼吸、血压、瞳孔和意识状态等生命体征变化。

(2)保持呼吸道通畅,头部抬高15°～30°角,切忌无枕仰卧;疑有脑疝时应床脚抬高45°角,意识障碍患者应将头歪向一侧,以利于口腔、气道分泌物及呕吐物流出;痰稠不易吸出,则要行气管切开,必要时吸氧,以使动脉血氧饱和度维持在90%以上。

(3)意识障碍或消化道出血者宜禁食24～48小时,发病后3天,仍不能进食者,应鼻饲以确保营养。过度烦躁不安的患者可适量用镇静药。

（4）注意口腔护理，保持大便通畅，留置尿管的患者应做膀胱冲洗以预防尿路感染。加强护理，经常翻身，预防压疮，保持肢体功能位置。

（5）注意水、电解质平衡，加强营养。注意补钾，液体量应控制在 2 000 mL/d左右，或以尿量加500 mL来估算，不能进食者鼻饲各种营养品。对于频繁呕吐、胃肠道功能减弱或有严重的应激性溃疡者，应考虑给予肠外营养。如有高热、多汗、呕吐或腹泻者，可适当增加入液量，或 10%脂肪乳 500 mL 静脉滴注，每天 1 次。如需长期采用鼻饲，应考虑胃造瘘术。

（6）脑出血急性期血糖含量增高可以是原有糖尿病的表现或是应激反应。高血糖和低血糖都能加重脑损伤。当患者血糖含量增高超过 11.1 mmol/L 时，应立即给予胰岛素治疗，将血糖控制在8.3 mmol/L以下。同时应监测血糖，若发生低血糖，可用葡萄糖口服或注射纠正低血糖。

2.亚低温治疗

能够减轻脑水肿，减少自由基的产生，促进神经功能缺损恢复，改善患者预后。降温方法：立即行气管切开，静脉滴注冬眠肌松合剂（0.9%氯化钠注射液500 mL＋氯丙嗪 100 mg＋异丙嗪 100 mg），同时冰毯机降温。行床旁监护仪连续监测体温（T）、心率（HR）、血压（BP）、呼吸（R）、脉搏（P）、血氧饱和度（SPO_2）、颅内压（ICP）。直肠温度（RT）维持在 34～36 ℃，持续 3～5 天。冬眠肌松合剂用量和速度根据患者 T、HR、BP、肌张力等调节。保留自主呼吸，必要时应用同步呼吸机辅助呼吸，维持 SPO_2 在 95%以上，10～12 小时将 RT 降至 34～36 ℃。当 ICP 降至正常后 72 小时，停止亚低温治疗。采用每天恢复1～2 ℃，复温速度不超过0.1 ℃/h。在24～48 小时内，将患者 RT 复温至 36.5～37 ℃。局部亚低温治疗实施越早，效果越好，建议在脑出血发病6 小时内使用，治疗时间最好持续 48～72 小时。

（二）调控血压和防止再出血

脑出血患者一般血压都高，甚至比平时更高，这是因为颅内压增高时机体保证脑组织供血的代偿性反应，当颅内压下降时血压亦随之下降，因此一般不应使用降血压药物，尤其是注射利血平等强有力降压剂。目前理想的血压控制水平还未确定，主张采取个体化原则，应根据患者年龄、病前有无高血压、病后血压情况等确定适宜血压水平。但血压过高时，容易增加再出血的危险性，则应及时控制高血压。一般来说，收缩压≥26.7 kPa（200 mmHg），舒张压≥15.3 kPa（115 mmHg）时，应降血压治疗，使血压控制于治疗前原有血压水平或略高水平。收缩压≤24.0 kPa（180 mmHg）或舒张压≤15.3 kPa（115 mmHg）时，或平均动脉压≤17.3 kPa(130 mmHg)时可暂不使用降压药,但需密切观察。收缩压在 24.0～30.7 kPa(180～230 mmHg)或舒张压在 14.0～18.7 kPa(105～140 mmHg)宜口服卡托普利、美托洛尔等降压药,收缩压 24.0 kPa(180 mmHg)以内或舒张压 14.0 kPa(105 mmHg)以内,可观察而不用降压药。急性期过后(约 2 周),血压仍持续过高时可系统使用降压药,急性期血压急骤下降表明病情严重,应给予升压药物以保证足够的脑供血量。

止血剂及凝血剂对脑出血并无效果,但如合并消化道出血或有凝血障碍时仍可使用。消化道出血时,还可经胃管鼻饲或口服云南白药、三七粉、氢氧化铝凝胶和/或冰牛奶、冰盐水等。

(三)控制脑水肿

脑出血后 48 小时水肿达到高峰,维持 3～5 天或更长时间后逐渐消退。脑水肿可使 ICP 增高和导致脑疝,是影响功能恢复的主要因素和导致早期死亡的主要死因。积极控制脑水肿、降低 ICP 是脑出血急性期治疗的重要环节,必要时可行 ICP 监测。治疗目标是使 ICP 降至 2.7 kPa(20 mmHg)以下,脑灌注压大于 9.3 kPa(70 mmHg),应首先控制可加重脑水肿的因素,保持呼吸道通畅,适当给氧,维持有效脑灌注,限制液体和盐的入量等。应用皮质类固醇减轻脑出血后脑水肿和降低 ICP,其有效证据不充分;脱水药只有短暂作用,常用 20% 甘露醇、利尿药如呋塞米等。

1.20% 甘露醇

为渗透性脱水药,可在短时间内使血浆渗透压明显升高,形成血与脑组织间渗透压差,使脑组织间液水分向血管内转移,经肾脏排出,每 8 g 甘露醇可由尿带出水分 100 mL,用药后 20～30 分钟开始起效,2～3 小时作用达峰。常用剂量 125～250 mL,1 次/6～8 小时,疗程 7～10 天。如患者出现脑疝征象可快速加压经静脉或颈动脉推注,可暂时缓解症状,为术前准备赢得时间。冠心病、心肌梗死、心力衰竭和肾功能不全者慎用,注意用药不当可诱发肾衰竭和水盐及电解质失衡。因此,在应用甘露醇脱水时,一定要严密观察患者尿量、血钾和心肾功能,一旦出现尿少、血尿、无尿时应立即停用。

2.利尿剂

呋塞米注射液较常用,脱水作用不如甘露醇,但可抑制脑脊液产生,用于心肾功能不全不能用甘露醇的患者,常与甘露醇合用,减少甘露醇用量。每次20～40 mg,每天 2～4 次,静脉注射。

3.甘油果糖氯化钠注射液

该药为高渗制剂,通过高渗透性脱水,能使脑水分含量减少,降低颅内压。本品降低颅内压作用起效较缓,持续时间较长,可与甘露醇交替使用。推荐剂量为每次 250～500 mL,每天 1～2 次,静脉滴注,连用 7 天左右。

4.10％人血清蛋白

通过提高血浆胶体渗透压发挥对脑组织脱水降颅压作用,改善病灶局部脑组织水肿,作用持久。适用于低蛋白血症的脑水肿伴高颅压的患者。推荐剂量每次 10～20 g,每天 1～2 次,静脉滴注。该药可增加心脏负担,心功能不全者慎用。

5.地塞米松

可防止脑组织内星形胶质细胞肿胀,降低毛细血管通透性,维持血-脑屏障功能。抗脑水肿作用起效慢,用药后 12～36 小时起效。剂量每天 10～20 mg,静脉滴注。由于易并发感染或使感染扩散,可促进或加重应激性上消化道出血,影响血压和血糖控制等,临床不主张常规使用,病情危重、不伴上消化道出血者可早期短时间应用。

若药物脱水、降颅压效果不明显,出现颅高压危象时可考虑转外科手术开颅减压。

(四)控制感染

发病早期或病情较轻时通常不需使用抗生素,老年患者合并意识障碍易并发肺部感染,合并吞咽困难易发生吸入性肺炎,尿潴留或导尿易合并尿路感染,可根据痰液或尿液培养、药物敏感试验等选用抗生素治疗。

(五)维持水电解质平衡

患者液体的输入量最好根据其中心静脉压(CVP)和肺毛细血管楔压(PCWP)来调整,CVP 保持在 0.7～1.6 kPa(5～12 mmHg)或者 PCWP 维持在 1.3～1.9 kPa(10～14 mmHg)。无此条件时每天液体输入量可按前 1 天尿量＋500 mL 估算。每天补钠 50～70 mmol/L,补钾 40～50 mmol/L,糖类 13.5～18 g。使用液体种类应以 0.9％氯化钠注射液或复方氯化钠注射液(林格液)为主,避免用高渗糖水,若用糖时可按每 4 g 糖加 1 U 胰岛素后再使用。由于患者使用大量脱水药、进食少、合并感染等原因,极易出现电解质紊乱和酸碱失衡,应加强监护和及时纠正,意识障碍患者可通过鼻饲管补充足够热量的营养和液体。

(六)对症治疗

1.中枢性高热

宜先行物理降温,如头部、腋下及腹股沟区放置冰袋,戴冰帽或睡冰毯等。效果不佳者可用多巴胺受体激动剂如溴隐亭 3.75 mg/d,逐渐加量至 7.5～15.0 mg/d,分次服用。

2.痫性发作

可静脉缓慢推注(注意患者呼吸)地西泮 10～20 mg,控制发作后可予卡马西平片,每次100 mg,每天2次。

3.应激性溃疡

丘脑、脑干出血患者常合并应激性溃疡和引起消化道出血,机制不明,可能是出血影响边缘系统、丘脑、丘脑下部及下行自主神经纤维,使肾上腺皮质激素和胃酸分泌大量增加,黏液分泌减少及屏障功能削弱。常在病后第2～14天突然发生,可反复出现,表现呕血及黑便,出血量大时常见烦躁不安、口渴、皮肤苍白、湿冷、脉搏细速、血压下降、尿量减少等外周循环衰竭表现。可采取抑制胃酸分泌和加强胃黏膜保护治疗,用 H_2 受体阻滞剂如:①雷尼替丁,每次 150 mg,每天2次,口服。②西咪替丁,0.4～0.8 g/d,加入0.9%氯化钠注射液,静脉滴注。③注射用奥美拉唑钠,每次 40 mg,每 12 小时静脉注射 1 次,连用 3 天。还可用硫糖铝,每次 1 g,每天 4 次,口服;或氢氧化铝凝胶,每次 40～60 mL,每天 4 次,口服。若发生上消化道出血可用去甲肾上腺素4～8 mg 加冰盐水 80～100 mL,每天4～6 次,口服;云南白药,每次 0.5 g,每天 4 次,口服。保守治疗无效时可在胃镜下止血,须注意呕血引起窒息,并补液或输血维持血容量。

4.心律失常

心房颤动常见,多见于病后前 3 天。心电图复极改变常导致易损期延长,易损期出现的期前收缩可导致室性心动过速或心室颤动。这可能是脑出血患者易发生猝死的主要原因。心律失常影响心排血量,降低脑灌注压,可加重原发脑病变,影响预后。应注意改善冠心病患者的心肌供血,给予常规抗心律失常治疗,及时纠正电解质紊乱,可试用 β 受体阻滞剂和 Ca^{2+} 通道阻滞剂治疗,维护心脏功能。

5.大便秘结

脑出血患者,由于卧床等原因,常会出现便秘。用力排便时腹压增高,从而使颅内压升高,可加重脑出血症状。便秘时腹胀不适,使患者烦躁不安,血压升高,亦可使病情加重,故脑出血患者便秘的护理十分重要。便秘可用甘油灌肠剂

(支),患者侧卧位插入肛门内 6～10 cm,将药液缓慢注入直肠内 60 mL,
5～10 分钟即可排便;缓泻剂如酚酞 2 片,每晚口服,亦可用中药番泻叶3～9 g
泡服。

6.稀释性低钠血症

又称血管升压素分泌异常综合征,10％的脑出血患者可发生。因血管升压
素分泌减少,尿排钠增多,血钠降低,可加重脑水肿,每天应限制水摄入量在
800～1 000 mL,补钠9～12 g;宜缓慢纠正,以免导致脑桥中央髓鞘溶解症。另
有脑耗盐综合征,是心钠素分泌过高导致低钠血症,应输液补钠治疗。

7.下肢深静脉血栓形成

急性脑卒中患者易并发下肢和瘫痪肢体深静脉血栓形成,患肢进行性水肿
和发硬,肢体静脉血流图检查可确诊。勤翻身、被动活动或抬高瘫痪肢体可预
防;治疗可用肝素 5 000 U,静脉滴注,每天 1 次;或低分子量肝素,每次 4 000 U,
皮下注射,每天 2 次。

(七)外科治疗

可挽救重症患者的生命及促进神经功能恢复,手术宜在发病后 6～24 小时
内进行,预后直接与术前意识水平有关,昏迷患者通常手术效果不佳。

1.手术指征

(1)脑叶出血:患者清醒、无神经障碍和小血肿(＜20 mL)者,不必手术,可
密切观察和随访。患者意识障碍、大血肿和在 CT 片上有占位征,应手术。

(2)基底节和丘脑出血:大血肿、神经障碍者应手术。

(3)脑桥出血:原则上内科治疗。但对非高血压性脑桥出血如海绵状血管
瘤,可手术治疗。

(4)小脑出血:血肿直径≥2 cm 者应手术,特别是合并脑积水、意识障碍、神
经功能缺失和占位征者。

2.手术禁忌证

(1)深昏迷患者(GCS 3～5 级)或去大脑强直。

(2)生命体征不稳定,如血压过高、高热、呼吸不规则,或有严重系统器质病
变者。

(3)脑干出血。

(4)基底节或丘脑出血影响到脑干。

(5)病情发展急骤,发病数小时即深昏迷者。

3.常用手术方法

(1)小脑减压术:是高血压性小脑出血最重要的外科治疗,可挽救生命和逆转神经功能缺损,病程早期患者处于清醒状态时手术效果好。

(2)开颅血肿清除术:占位效应引起中线结构移位和初期脑疝时外科治疗可能有效。

(3)钻孔扩大骨窗血肿清除术。

(4)钻孔微创颅内血肿清除术。

(5)脑室出血脑室引流术。

(八)早期康复治疗

原则上应尽早开始。在神经系统症状不再进展,没有严重精神、行为异常,生命体征稳定,没有严重的并发症、合并症时即可开始康复治疗的介入,但需注意康复方法的选择。早期康复治疗对恢复患者的神经功能,提高生活质量是十分有利的。早期对瘫痪肢体进行按摩及被动运动,开始有主动运动时即应根据康复要求按阶段进行训练,以促进神经功能恢复,避免出现关节挛缩、肌肉萎缩和骨质疏松;对失语患者需加强言语康复训练。

(九)加强护理,防治并发症

常见的并发症有肺部感染、上消化道出血、吞咽困难和水电解质紊乱、下肢静脉血栓形成、肺栓塞、肺水肿、冠状动脉性疾病和心肌梗死、心脏损伤、痫性发作等。脑出血预后与急性期护理有直接关系,合理的护理措施十分重要。

1.体位

头部抬高 15°～30°角,既能保持脑血流量,又能保持呼吸道通畅。切忌无枕仰卧。凡意识障碍患者宜采用侧卧位,头稍前屈,以利口腔分泌物流出。

2.饮食与营养

营养不良是脑出血患者常见的易被忽视的并发症,应充分重视。重症意识障碍患者急性期应禁食1～2天,静脉补给足够能量与维生素,发病 48 小时后若无活动性消化道出血,可鼻饲流质饮食,应考虑营养合理搭配与平衡。患者意识转清、咳嗽反射良好、能吞咽时可停止鼻饲,应注意喂食时宜取 45°角半卧位,食物宜做成糊状,流质饮料均应选用茶匙喂食,喂食出现呛咳可拍背。

3.呼吸道护理

脑出血患者应保持呼吸道通畅和足够通气量,意识障碍或脑干功能障碍患者应行气管插管,指征是 $PaO_2 < 8.0$ kPa(60 mmHg)、$PaCO_2 > 6.7$ kPa(50 mmHg)或有误吸危险者。鼓励勤翻身、拍背,鼓励患者尽量咳嗽,咳嗽无力痰多时可超声雾化治疗,呼吸困难、呼吸道痰液多、经鼻抽吸困难者可考虑气管切开。

4.压疮防治与护理

昏迷或完全性瘫痪患者易发生压疮,预防措施包括定时翻身,保持皮肤干燥清洁,在骶部、足跟及骨隆起处加垫气圈,经常按摩皮肤及活动瘫痪肢体促进血液循环,皮肤发红可用70%乙醇溶液或温水轻柔,涂以3.5%安息香酊。

七、预后与预防

(一)预后

脑出血的预后与出血量、部位、病因及全身状况等有关。脑干、丘脑及大量脑室出血预后差。脑水肿、颅内压增高及脑疝、并发症及脑-内脏(脑-心、脑-肺、脑-肾、脑-胃肠)综合征是致死的主要原因。早期多死于脑疝,晚期多死于中枢性衰竭、肺炎和再出血等继发性并发症。影响本病的预后因素有:①年龄较大;②昏迷时间长和程度深;③颅内压高和脑水肿重;④反复多次出血和出血量大;⑤小脑、脑干出血;⑥神经体征严重;⑦出血灶多和生命体征不稳定;⑧伴癫痫发作、去大脑皮质强直或去大脑强直;⑨伴有脑-内脏联合损害;⑩合并代谢性酸中毒、代谢障碍或电解质紊乱者,预后差。及时给予正确的中西医结合治疗和内外科治疗,可大大改善预后,减少病死率和致残率。

(二)预防

总的原则是定期体检,早发现、早预防、早治疗。脑出血是多危险因素所致的疾病。研究证明,高血压是最重要的独立危险因素,心脏病、糖尿病是肯定的危险因素。多种危险因素之间存在错综复杂的相关性,它们互相渗透、互相作用、互为因果,从而增加了脑出血的危险性,也给预防和治疗带来困难。目前,我国仍存在对高血压知晓率低、用药治疗率低和控制率低等"三低"现象,恰与我国脑卒中患病率高、致残率高和病死率高等"三高"现象形成鲜明对比。因此,加强高血压的防治宣传教育是非常必要的。在高血压治疗中,轻型高血压可选用尼群地平和吲达帕胺,对其他类型的高血压则应根据病情选用Ca^{2+}通道阻滞剂、β-受体阻滞剂、血管紧张素转化酶抑制剂(ACEI)、利尿剂等联合治疗。

有些危险因素是先天决定的,而且是难以改变甚至不能改变的(如年龄、性别);有些危险因素是环境造成的,很容易预防(如感染);有些是人们生活行为的方式,是完全可以控制的(如抽烟、酗酒);还有些疾病常常是可治疗的(如高血压)。虽然大部分高血压患者都接受过降压治疗,但规范性、持续性差,这样非但没有起到降低血压、预防脑出血的作用,反而使血压忽高忽低,易于引发脑出血。所以控制血压除进一步普及治疗外,重点应放在正确的治疗方法上。预防工作不可简单、单一化,要采取突出重点、顾及全面的综合性预防措施,才能有效地降低脑出血的发病率、病死率和复发率。

除针对危险因素进行预防外,日常生活中须注意经常锻炼、戒烟酒,合理饮食,调理情绪。饮食上提倡"五高三低",即高蛋白质、高钾、高钙、高纤维素、高维生素及低盐、低糖、低脂。锻炼要因人而异,方法灵活多样,强度不宜过大,避免激烈运动。

第二节　蛛网膜下腔出血

蛛网膜下腔出血(subarachnoid hemorrhage,SAH)是指脑表面或脑底部的血管自发破裂,血液流入蛛网膜下腔,伴或不伴颅内其他部位出血的一种急性脑血管疾病。本病可分为原发性、继发性和外伤性。原发性 SAH 是指脑表面或脑底部的血管破裂出血,血液直接或基本直接流入蛛网膜下腔所致,称特发性蛛网膜下腔出血或自发性蛛网膜下腔出血(idiopathic subarachnoid hemorrhage,ISAH),约占急性脑血管疾病的 15%,是神经科常见急症之一;继发性 SAH 则为脑实质内、脑室、硬脑膜外或硬脑膜下的血管破裂出血,血液穿破脑组织进入脑室或蛛网膜下腔者;外伤引起的概称外伤性 SAH,常伴发于脑挫裂伤。SAH 临床表现为急骤起病的剧烈头痛、呕吐、精神或意识障碍、脑膜刺激征和血性脑脊液。SAH 的年发病率世界各国各不相同,中国约为 5/10 万,美国为(6~16)/10 万,德国约为 10/10 万,芬兰约为 25/10 万,日本约为25/10 万。

一、病因与发病机制

(一)病因

SAH 的病因很多,以动脉瘤为最常见,包括先天性动脉瘤、高血压动脉硬化性动脉瘤、夹层动脉瘤和感染性动脉瘤等,其他如脑血管畸形、脑底异常血管网、结缔组织病、脑血管炎等。约 75%~85% 的非外伤性 SAH 患者为颅内动脉瘤破裂出血,其中,先天性动脉瘤发病多见于中青年;高血压动脉硬化性动脉瘤为梭形动脉瘤,约占 13%,多见于老年人。脑血管畸形占第 2 位,以动静脉畸形最常见,约占15%,常见于青壮年。其他如烟雾病、感染性动脉瘤、颅内肿瘤、结缔组织病、垂体卒中、脑血管炎、血液病及凝血障碍性疾病、妊娠并发症等均可引起SAH。近年发现约15%的ISAH患者病因不清,即使DSA检查也未能发现SAH的病因。

1.动脉瘤

近年来,对先天性动脉瘤与分子遗传学的多个研究支持Ⅰ型胶原蛋白α_2链基因(COLIA$_2$)和弹力蛋白基因(FLN)是先天性动脉瘤最大的候补基因。颅内动脉瘤好发于Willis环及其主要分支的血管分叉处,其中位于前循环颈内动脉系统者约占85%,位于后循环基底动脉系统者约占15%。对此类动脉瘤的研究证实,血管壁的最大压力来自沿血流方向上的血管分叉处的尖部。随着年龄增长,在血压增高、动脉瘤增大,更由于血流涡流冲击和各种危险因素的综合因素作用下,出血的可能性也随之增大。颅内动脉瘤体积的大小与有无蛛网膜下腔出血相关,直径<3 mm的动脉瘤,SAH的风险小;直径>5~7 mm的动脉瘤,SAH的风险高。对于未破裂的动脉瘤,每年发生动脉瘤破裂出血的危险性介于1%~2%之间。曾经破裂过的动脉瘤有更高的再出血率。

2.脑血管畸形

以动静脉畸形最常见,且90%以上位于小脑幕上。脑血管畸形是胚胎发育异常形成的畸形血管团,血管壁薄,在有危险因素的条件下易诱发出血。

3.高血压动脉硬化性动脉瘤

长期高血压动脉粥样硬化导致脑血管弯曲多,侧支循环多,管径粗细不均,且脑内动脉缺乏外弹力层,在血压增高、血流涡流冲击等因素影响下,管壁薄弱的部分逐渐向外膨胀形成囊状动脉瘤,极易破裂出血。

4.其他病因

动脉炎或颅内炎症可引起血管破裂出血,肿瘤可直接侵袭血管导致出血。脑底异常血管网形成后可并发动脉瘤,一旦破裂出血可导致反复发生的脑实质内出血或SAH。

(二)发病机制

SAH后,血液流入蛛网膜下腔淤积在血管破裂相应的脑沟和脑池中,并可下流至脊髓蛛网膜下腔,甚至反流至第四脑室和侧脑室,引起一系列变化,主要包括:①颅内容积增加。血液流入蛛网膜下腔使颅内容积增加,引起颅内压增高,血液流入量大者可诱发脑疝。②化学性脑膜炎。血液流入蛛网膜下腔后直接刺激血管,使白细胞崩解释放各种炎症介质。③血管活性物质释放。血液流入蛛网膜下腔后,血细胞破坏产生各种血管活性物质(氧合血红蛋白、5-羟色胺、血栓烷 A_2、肾上腺素、去甲肾上腺素)刺激血管和脑膜,使脑血管发生痉挛和蛛网膜颗粒粘连。④脑积水。血液流入蛛网膜下腔在颅底或逆流入脑室发生凝固,造成脑脊液回流受阻引起急性阻塞性脑积水和颅内压增高;部分红细胞随脑脊液流入蛛网膜颗粒并溶解,使其阻塞,引起脑脊液吸收减慢,最后产生交通性脑积水。⑤下丘脑功能紊乱。血液及其代谢产物直接刺激下丘脑引起神经内分泌紊乱,引起发热、血糖含量增高、应激性溃疡、肺水肿等。⑥脑-心综合征。急性高颅压或血液直接刺激下丘脑、脑干,导致自主神经功能亢进,引起急性心肌缺血、心律失常等。

二、病理

肉眼可见脑表面呈紫红色,覆盖有薄层血凝块;脑底部的脑池、脑桥小脑三角及小脑延髓池等处可见更明显的血块沉积,甚至可将颅底的血管、神经埋没。血液可穿破脑底面进入第三脑室和侧脑室。脑底大量积血或脑室内积血可影响脑脊液循环出现脑积水,约 5% 的患者,由于部分红细胞随脑脊液流入蛛网膜颗粒并使其堵塞,引起脑脊液吸收减慢而产生交通性脑积水。蛛网膜及软膜增厚、色素沉着,脑与神经、血管间发生粘连。脑脊液呈血性。血液在蛛网膜下腔的分布,以出血量和范围分为弥散型和局限型。前者出血量较多,穹隆面与基底面蛛网膜下腔均有血液沉积;后者血液则仅存于脑底池。40%～60% 的脑标本并发脑内出血。出血的次数越多,并发脑内出血的比例越大。并发脑内出血的发生率第 1 次约 39.6%,第 2 次约 55%,第 3 次达 100%。出血部位随动脉瘤的部位而定。动脉瘤好发于 Willis 环的血管上,尤其是动脉分叉处,可单发或多发。

三、临床表现

SAH 发生于任何年龄,发病高峰多在 30～60 岁;50 岁后,ISAH 的危险性有随年龄的增加而升高的趋势。男女在不同的年龄段发病不同,10 岁前男性的发病率较高,男女比为 4∶1;40～50 岁时,男女发病相等;70～80 岁时,男女发病率之比高达 1∶10。临床主要表现为剧烈头痛、脑膜刺激征阳性、血性脑脊液。在严重病例中,患者可出现意识障碍,从嗜睡至昏迷不等。

(一)症状与体征

1.先兆及诱因

先兆通常是不典型头痛或颈部僵硬,部分患者有病侧眼眶痛、轻微头痛、动眼神经麻痹等表现,主要由少量出血造成;70%的患者存在上述症状数日或数周后出现严重出血,但绝大部分患者起病急骤,无明显先兆。常见诱因有过量饮酒、情绪激动、精神紧张、剧烈活动、用力状态等,这些诱因均能增加 ISAH 的风险性。

2.一般表现

出血量大者,当日体温即可升高,可能与下丘脑受影响有关;多数患者于2～3天后体温升高,多属于吸收热;SAH 后患者血压增高,1～2周病情趋于稳定后逐渐恢复病前血压。

3.神经系统表现

绝大部分患者有突发持续性剧烈头痛。头痛位于前额、枕部或全头,可扩散至颈部、腰背部;常伴有恶心、呕吐。呕吐可反复出现,系由颅内压急骤升高和血液直接刺激呕吐中枢所致。如呕吐物为咖啡色样胃内容物则提示上消化道出血,预后不良。头痛部位各异,轻重不等,部分患者类似眼肌麻痹型偏头痛。有48%～81%的患者可出现不同程度的意识障碍,轻者嗜睡,重者昏迷,多逐渐加深。意识障碍的程度、持续时间及意识恢复的可能性均与出血量、出血部位及有无再出血有关。

部分患者以精神症状为首发或主要的临床症状,常表现为兴奋、躁动不安、定向障碍,甚至谵妄和错乱;少数可出现迟钝、淡漠、抗拒等。精神症状可由大脑前动脉或前交通动脉附近的动脉瘤破裂引起,大多在病后 1～5 天出现,但多数在数周内自行恢复。癫痫发作较少见,多发生在出血时或出血后的急性期,国外发生率为6%～26.1%,国内资料为 10%～18.3%。在一项 SAH 的大宗病例报道中,大约有 15%的动脉瘤性 SAH 表现为癫痫。癫痫可为局限性抽搐或全身强直-阵挛性发作,多见于脑血管畸形引起者,出血部位多在天幕上,多由于血液刺激大脑皮质所致,患者有反复发作倾向。部分患者由于血液流入脊髓蛛网膜下腔可出现神经根刺激症状,如腰背痛。

4.神经系统体征

(1)脑膜刺激征:为 SAH 的特征性体征,包括头痛、颈强直、Kernig 征和 Brudzinski 征阳性。常于起病后数小时至 6 天内出现,持续 3～4 周。颈强直发生率最高(6%～100%)。另外,应当注意临床上有少数患者可无脑膜刺激征,如老年患者,可能因蛛网膜下腔扩大等老年性改变和痛觉不敏感等因素,往往使脑膜刺激征不明显,但意识障碍仍可较明显,老年人的意识障碍可达90%。

(2)脑神经损害:以第Ⅱ、Ⅲ对脑神经最常见,其次为第Ⅴ、Ⅵ、Ⅶ、Ⅷ对脑神经,主要由于未破裂的动脉瘤压迫或破裂后的渗血、颅内压增高等直接或间接损害引起。少数患者有一过性肢体单瘫、偏瘫、失语,早期出现者多因出血破入脑实质和脑水肿所致;晚期多由于迟发性脑血管痉挛引起。

(3)眼症状:SAH 的患者中,17%有玻璃体膜下出血,7%~35%有视盘水肿。视网膜下出血及玻璃体下出血是诊断 SAH 有特征性的体征。

(4)局灶性神经功能缺失:如有局灶性神经功能缺失有助于判断病变部位,如突发头痛伴眼睑下垂者,应考虑载瘤动脉可能是后交通动脉或小脑上动脉。

(二)SAH 并发症

1.再出血

在脑血管疾病中,最易发生再出血的疾病是 SAH,国内文献报道再出血率为24%左右。再出血临床表现严重,病死率远远高于第 1 次出血,一般发生在第 1 次出血后 10~14 天,2 周内再发生率占再发病例的 54%~80%。近期再出血病死率为 41%~46%,甚至更高。再发出血多因动脉瘤破裂所致,通常在病情稳定的情况下,突然头痛加剧、呕吐、癫痫发作,并迅速陷入深昏迷,瞳孔散大,对光反射消失,呼吸困难甚至停止。神经定位体征加重或脑膜刺激征明显加重。

2.脑血管痉挛

脑血管痉挛(CVS)是 SAH 发生后出现的迟发性大、小动脉的痉挛狭窄,以后者更多见。典型的血管痉挛发生在出血后 3~5 天,于 5~10 天达高峰,2~3 周逐渐缓解。在大多数研究中,血管痉挛发生率在 25%~30%。早期可逆性 CVS 多在 SAH 后30分钟内发生,表现为短暂的意识障碍和神经功能缺失。70%的 CVS 在 SAH 后 1~2 周内发生,尽管及时干预治疗,但仍有约 50%有症状的 CVS 患者将会进一步发展为脑梗死。因此,CVS 的治疗关键在预防。血管痉挛发作的临床表现通常是头痛加重或意识状态下降,除发热和脑膜刺激征外,也可表现局灶性的神经功能损害体征,但不常见。尽管导致血管痉挛的许多潜在危险因素已经确定,但 CT 扫描所见的 SAH 的数量和部位是最主要的危险因素。基底池内有厚层血块的患者比仅有少量出血的患者更容易发展为血管痉挛。虽然国内外均有大量的临床观察和实验数据,但是 CVS 的机制仍不确定。SAH 本身或其降解产物中的一种或多种成分可能是导致 CVS 的原因。

CVS 的检查常选择经颅多普勒超声(TCD)和数字减影血管造影(DSA)检查。TCD 有助于血管痉挛的诊断。TCD 血液流速峰值>200 cm/s 和/或平均流速>120 cm/s 时能很好地与血管造影显示的严重血管痉挛相符。值得提出的是,TCD 只能测定颅内血管系统中特定深度的血管段。测得数值的准确性在一定程度上依赖于超声检查者的经验。动脉插管血管造影诊断 CVS 较 TCD 更为敏感。CVS 患者行血管造影的价值不仅用于诊断,更重要的目的是血管内治疗。动脉插管血管造影为有创检查,价格较昂贵。

3.脑积水

大约 25％的动脉瘤性 SAH 患者由于出血量大、速度快,血液大量涌入第三脑室、第四脑室并凝固,使第四脑室的外侧孔和正中孔受阻,可引起急性梗阻性脑积水,导致颅内压急剧升高,甚至出现脑疝而死亡。急性脑积水常发生于起病数小时至 2 周内,多数患者在 1～2 天内意识障碍呈进行性加重,神经症状迅速恶化,生命体征不稳定,瞳孔散大。颅脑 CT 检查可发现阻塞上方的脑室明显扩大等脑室系统有梗阻表现,此类患者应迅速进行脑室引流术。慢性脑积水是SAH 后 3 周至 1 年内发生的脑积水,原因可能为 SAH 刺激脑膜,引起无菌性炎症反应形成粘连,阻塞蛛网膜下腔及蛛网膜绒毛而影响脑脊液的吸收与回流,以脑脊液吸收障碍为主,病理切片可见蛛网膜增厚纤维变性,室管膜破坏及脑室周围脱髓鞘改变。Johnston 认为脑脊液的吸收与蛛网膜下腔和上矢状窦的压力差以及蛛网膜绒毛颗粒的阻力有关。当脑外伤后颅内压增高时,上矢状窦的压力随之升高,使蛛网膜下腔和上矢状窦的压力差变小,从而使蛛网膜绒毛微小管系统受压甚至关闭,直接影响脑脊液的吸收。由于脑脊液的积蓄造成脑室内静水压升高,致使脑室进行性扩大。因此,慢性脑积水的初期,患者的颅内压是高于正常的,及至脑室扩大到一定程度之后,由于加大了吸收面,才渐使颅内压下降至正常范围,故临床上称之为正常颅压脑积水。但由于脑脊液的静水压已超过脑室壁所能承受的压力,使脑室不断继续扩大、脑萎缩加重而致进行性痴呆。

4.自主神经及内脏功能障碍

常因下丘脑受出血、脑血管痉挛和颅内压增高的损伤所致,临床可并发心肌缺血或心肌梗死、急性肺水肿、应激性溃疡。这些并发症被认为是由于交感神经过度活跃或迷走神经张力过高所致。

5.低钠血症

尤其是重症 SAH 常影响下丘脑功能,而导致有关水盐代谢激素的分泌异常。目前,关于低钠血症发生的病因有两种机制,即血管升压素分泌异常综合征(syndrome of inappropriate antidiuretic hormone,SIADH)和脑性耗盐综合征(cerebral salt-wasting syndrome,CSWS)。

SIADH 理论是 1957 年由 Bartter 等提出的,该理论认为,低钠血症产生的原因是由于各种创伤性刺激作用于下丘脑,引起血管升压素(ADH)分泌过多,或血管升压素渗透性调节异常，丧失了低渗对 ADH 分泌的抑制作用，而出现持续性 ADH 分泌。肾脏远曲小管和集合管重吸收水分的作用增强，引起水潴留、血钠被稀释及细胞外液增加等一系列病理生理变化。同时，促肾上腺皮质激素（ACTH）相对分泌不足，血浆 ACTH 降低，醛固酮分泌减少，肾小管排钾保钠功能下降，尿钠排出增多。细胞外液增加和尿、钠丢失的后果是血浆渗透压下降和稀释性低血钠，尿渗透压高于血渗透压，低钠而无脱水，中心静脉压增高的一种综合征。若进一步发展，将导致水分从细胞外向细胞内转移、细胞水肿及代谢功能异常。当血钠＜120 mmol/L 时，可出现恶心、呕吐、头痛；当血钠＜110 mmol/L 时可发生嗜睡、躁动、谵语、肌张力低下、腱反射减弱或消失甚至昏迷。

但 20 世纪 70 年代末以来，越来越多的学者发现，发生低钠血症时，患者多伴有尿量增多和尿钠排泄量增多，而血中 ADH 并无明显增加。这使得脑性耗盐综合征的概念逐渐被接受。SAH 时，CSWS 的发生可能与脑钠肽（BNP）的作用有关。下丘脑受损时可释放出 BNP，脑血管痉挛也可使 BNP 升高。BNP 的生物效应类似心房钠尿肽（ANP），有较强的利钠和利尿反应。CSWS 时可出现厌食、恶心、呕吐、无力、直立性低血压、皮肤无弹性、眼球内陷、心率增快等表现。诊断依据：细胞外液减少，负钠平衡，水摄入与排出率＜1，肺动脉楔压＜8 mmHg，中央静脉压＜6 mmHg，体重减轻。Ogawasara 提出每天对 CSWS 患者定时测体重和中央静脉压是诊断 CSWS 和鉴别 SIADH 最简单和实用的方法。

四、辅助检查

（一）脑脊液检查

目前，脑脊液（CSF）检查尚不能被 CT 检查所完全取代。由于腰椎穿刺（LP）有诱发再出血和脑疝的风险，在无条件行 CT 检查和病情允许的情况下，或颅脑 CT 所见可疑时才可考虑谨慎施行 LP 检查。均匀一致的血性脑脊液是诊断 SAH 的金标准，脑脊液压力增高，蛋白含量增高，糖和氯化物水平正常。起初脑脊液中红、白细胞比例与外周血基本一致（700∶1），12 小时后脑脊液开始变黄，2～3 天后因出现无菌性炎症反应，白细胞计数可增加，初为中性粒细胞，后为单核细胞和淋巴细胞。LP 阳性结果与穿刺损伤出血的鉴别很重要。通常是通过连续观察试管内红细胞计数逐渐减少的三管试验来证实，但采用脑脊液离心检查上清液黄变及匿血反应是更灵敏的诊断方法。脑脊液细胞学检查可见巨噬细胞内吞噬红细胞及碎片，有助于鉴别。

(二)颅脑 CT 检查

CT 检查是诊断 SAH 的首选常规检查方法。急性期颅脑 CT 检查快速、敏感，不但可早期确诊，还可判定出血部位、出血量、血液分布范围及动态观察病情进展和有无再出血迹象。急性期 CT 表现为脑池、脑沟及蛛网膜下腔呈高密度改变，尤以脑池局部积血有定位价值，但确定出血动脉及病变性质仍需借助于数字减影血管造影(DSA)检查。发病距 CT 检查的时间越短，显示 SAH 病灶部位的积血越清楚。Adams 观察发病当日 CT 检查显示阳性率为 95%，1 天后降至 90%，5 天后降至 80%，7 天后降至 50%。CT 显示蛛网膜下腔高密度出血征象，多见于大脑外侧裂池、前纵裂池、后纵裂池、鞍上池、和环池等。CT 增强扫描可能显示大的动脉瘤和血管畸形。须注意 CT 阴性并不能绝对排除 SAH。

部分学者依据 CT 扫描并结合动脉瘤好发部位推测动脉瘤的发生部位，如蛛网膜下腔出血以鞍上池为中心呈不对称向外扩展，提示颈内动脉瘤；外侧裂池基底部积血提示大脑中动脉瘤；前纵裂池基底部积血提示前交通动脉瘤；出血以脚间池为中心向前纵裂池和后纵裂池基底部扩散，提示基底动脉瘤。CT 显示弥漫性出血或局限于前部的出血发生再出血的风险较大，应尽早行 DSA 检查确定动脉瘤部位并早期手术。MRA 作为初筛工具具有无创、无风险的特点，但敏感性不如 DSA 检查高。

(三)数字减影血管造影

确诊 SAH 后应尽早行 DSA 检查，以确定动脉瘤的部位、大小、形状、数量、侧支循环和脑血管痉挛等情况，并可协助除外其他病因如动静脉畸形、烟雾病和炎性血管瘤等。大且不规则、分成小腔(为责任动脉瘤典型的特点)的动脉瘤可能是出血的动脉瘤。如发病之初脑血管造影未发现病灶，应在发病 1 个月后复查脑血管造影，可能会有新发现。DSA 可显示 80% 的动脉瘤及几乎 100% 的血管畸形，而且对发现继发性脑血管痉挛有帮助。脑动脉瘤大多数在 2~3 周内再次破裂出血，尤以病后 6~8 天为高峰，因此对动脉瘤应早检查、早期手术治疗，如在发病后 2~3 天内，脑水肿尚未达到高峰时进行手术则手术并发症少。

(四)MRI 检查

MRI 对 SAH 的敏感性不及 CT。急性期 MRI 检查还可能诱发再出血。但 MRI 可检出脑干隐匿性血管畸形；对直径 3~5 mm 的动脉瘤检出率可达 84%~100%，而由于空间分辨率较差，不能清晰显示动脉瘤颈和载瘤动脉，仍需行 DSA 检查。

(五)其他检查

心电图可显示 T 波倒置、QT 间期延长、出现高大 U 波等异常；血常规、凝血功能和肝功能检查可排除凝血功能异常方面的出血原因。

五、诊断与鉴别诊断

(一)诊断

根据以下临床特点，诊断 SAH 一般并不困难，如突然起病，主要症状为剧烈头痛，伴呕吐；可有不同程度的意识障碍和精神症状，脑膜刺激征明显，少数伴有脑神经及轻偏瘫等局灶症状；辅助检查 LP 为血性脑脊液，脑 CT 所显示的出血部位有助于判断动脉瘤。

临床分级：一般采用 Hunt-Hess 分级法（表 4-1）或世界神经外科联盟（WFNS）分级。前者主要用于动脉瘤引起 SAH 的手术适应证及预后判断的参考，Ⅰ～Ⅲ级应尽早行 DSA，积极术前准备，争取尽早手术；对Ⅳ～Ⅴ级先行血块清除术，待症状改善后再行动脉瘤手术。后者根据格拉斯哥昏迷评分和有无运动障碍进行分级（表 4-2），即Ⅰ级的 SAH 患者很少发生局灶性神经功能缺损；GCS≤12 分（Ⅳ～Ⅴ级）的患者，不论是否存在局灶神经功能缺损，并不影响其预后判断；对于 GCS 13～14 分（Ⅱ～Ⅲ级）的患者，局灶神经功能缺损是判断预后的补充条件。

表 4-1　Hunt-Hess 分级法(1968 年)

分类	标准
0 级	未破裂动脉瘤
Ⅰ级	无症状或轻微头痛
Ⅱ级	中-重度头痛、脑膜刺激征、脑神经麻痹
Ⅲ级	嗜睡、意识混浊、轻度局灶性神经体征
Ⅳ级	昏迷、中或重度偏瘫，有早期去大脑强直或自主神经功能紊乱
Ⅴ级	深昏迷、去大脑强直，濒死状态

注：凡有高血压、糖尿病、高度动脉粥样硬化、慢性肺部疾病等全身性疾病，或 DSA 呈现高度脑血管痉挛的病例，则向恶化阶段提高 1 级。

表 4-2　WFNS 的 SAH 分级(1988 年)

分类	GCS	运动障碍
Ⅰ级	15	无
Ⅱ级	14～13	无

分类	GCS	运动障碍
Ⅲ级	14～13	有局灶性体征
Ⅳ级	12～7	有或无
Ⅴ级	6～3	有或无

注:GCS(Glasgow coma scale):格拉斯哥昏迷评分。

(二)鉴别诊断

1.脑出血

脑出血深昏迷时与 SAH 不易鉴别,但脑出血多有局灶性神经功能缺失体征,如偏瘫、失语等,患者多有高血压病史。仔细的神经系统检查及脑 CT 检查有助于鉴别诊断。

2.颅内感染

发病较 SAH 缓慢。各类脑膜炎起病初均先有高热,脑脊液呈炎性改变而有别于 SAH。进一步脑影像学检查,脑沟、脑池无高密度增高影改变。脑炎临床表现为发热、精神症状、抽搐和意识障碍,且脑脊液多正常或只有轻度白细胞数增高,只有脑膜出血时才表现为血性脑脊液;脑 CT 检查有助于鉴别诊断。

3.瘤卒中

依靠详细病史(如有慢性头痛、恶心、呕吐等)、体征和脑 CT 检查可以鉴别。

六、治疗

主要治疗原则:①控制继续出血,预防及解除血管痉挛,去除病因,防治再出血,尽早采取措施预防、控制各种并发症。②掌握时机尽早行 DSA 检查,如发现动脉瘤及动静脉畸形,应尽早行血管介入、手术治疗。

(一)一般处理

绝对卧床护理 4～6 周,避免情绪激动和用力排便,防治剧烈咳嗽,烦躁不安时适当应用止咳剂、镇静剂;稳定血压,控制癫痫发作。对于血性脑脊液伴脑室扩大者,必要时可行脑室穿刺和休外引流,但应掌握引流速度要缓慢。发病后应密切观察 GCS 评分,注意心电图变化,动态观察局灶性神经体征变化和进行脑功能监测。

(二)防止再出血

二次出血是本病的常见现象,故积极进行药物干预对防治再出血十分必要。

SAH 急性期脑脊液纤维素溶解系统活性增高,第 2 周开始下降,第 3 周后恢复正常。因此,选用抗纤维蛋白溶解药物抑制纤溶酶原的形成,具有防治再出血的作用。

1.6-氨基己酸

为纤维蛋白溶解抑制剂,可阻止动脉瘤破裂处凝血块的溶解,又可预防再破裂和缓解脑血管痉挛。每次 8~12 g 加入 10％葡萄糖盐水 500 mL 中静脉滴注,每天 2 次。

2.氨甲苯酸

又称抗血纤溶芳酸,能抑制纤溶酶原的激活因子,每次200~400 mg,溶于葡萄糖注射液或 0.9％氯化钠注射液 20 mL 中缓慢静脉注射,每天 2 次。

3.氨甲环酸

为氨甲苯酸的衍化物,抗血纤维蛋白溶酶的效价强于前两种药物,每次250~500 mg 加入 5％葡萄糖注射液 250~500 mL 中静脉滴注,每天 1~2 次。

但近年的一些研究显示抗纤溶药虽有一定的防止再出血作用,但同时增加了缺血事件的发生,因此不推荐常规使用此类药物,除非凝血障碍所致出血时可考虑应用。

(三)降颅压治疗

SAH 可引起颅内压升高、脑水肿,严重者可出现脑疝,应积极进行脱水降颅压治疗,主要选用 20％甘露醇静脉滴注,每次 125~250 mL,2~4 次/天;呋塞米入小壶,每次 20~80 mg,2~4 次/天;清蛋白 10~20 g/d,静脉滴注。药物治疗效果不佳或疑有早期脑疝时,可考虑脑室引流或颞肌下减压术。

(四)防治脑血管痉挛及迟发性缺血性神经功能缺损

目前认为脑血管痉挛引起迟发性缺血性神经功能缺损(delayed ischemic neurologic deficit,DIND)是动脉瘤性 SAH 最常见的死亡和致残原因。钙通道拮抗剂可选择性作用于脑血管平滑肌,减轻脑血管痉挛和 DIND。常用尼莫地平,每天 10 mg(50 mL),以每小时2.5~5.0 mL速度泵入或缓慢静脉滴注,5~14 天为 1 个疗程;也可选择尼莫地平,每次 40 mg,每天 3 次,口服。国外报道高血压-高血容量-血液稀释(hypertension-hypervolemia-hemodilution,3H)疗法可使大约70％的患者临床症状得到改善。有数个报道认为与以往相比,3H疗法能够明显改善患者预后。增加循环血容量,提高平均动脉压(MAP),降低血细胞比容(HCT)至 30％~50％,被认为能够使脑灌注达到最优化。3H 疗法必须排除已存在脑梗死、高颅压,并已夹闭动脉瘤后才能应用。

(五)防治急性脑积水

急性脑积水常发生于病后1周内,发生率为9%～27%。急性阻塞性脑积水患者脑CT显示脑室急速进行性扩大,意识障碍加重,有效的疗法是行脑室穿刺引流和冲洗。但应注意防止脑脊液引流过度,维持颅内压在15～30 mmHg,因过度引流会突然发生再出血。长期脑室引流要注意继发感染(脑炎、脑膜炎),感染率为5%～10%。同时常规应用抗生素防治感染。

(六)低钠血症的治疗

SIADH的治疗原则主要是纠正低血钠和防止体液容量过多。可限制液体摄入量,1天<500～1 000 mL,使体内水分处于负平衡以减少体液过多与尿钠丢失。注意应用利尿剂和高渗盐水,纠正低血钠与低渗血症。当血浆渗透压恢复,可给予5%葡萄糖注射液维持,也可用抑制ADH药物,地美环素1～2 g/d,口服。

CSWS的治疗主要是维持正常水盐平衡,给予补液治疗。可静脉或口服等渗或高渗盐液,根据低钠血症的严重程度和患者耐受程度单独或联合应用。高渗盐液补液速度以每小时0.7 mmol/L,24小时<20 mmol/L为宜。如果纠正低钠血症速度过快可导致脑桥脱髓鞘病,应予特别注意。

(七)外科治疗

经造影证实有动脉瘤或动静脉畸形者,应争取手术或介入治疗,根除病因防止再出血。

1.显微外科

夹闭颅内破裂的动脉瘤是消除病变并防止再出血的最好方法,而且动脉瘤被夹闭,继发性血管痉挛就能得到积极有效的治疗。一般认为Hunt-Hess分级Ⅰ～Ⅱ级的患者应在发病后48～72小时内早期手术。应用现代技术,早期手术已经不再难以克服。一些神经血管中心富有经验的医师已经建议给低评分的患者早期手术,只要患者的血流动力学稳定,颅内压得以控制即可。对于神经状况分级很差和/或伴有其他内科情况,手术应该延期。对于病情不太稳定、不能承受早期手术的患者,可选择血管内治疗。

2.血管内治疗

选择适合的患者行血管内放置Guglielmi可脱式弹簧圈(Guglielmi detachable coils,GDCs),已经被证实是一种安全的治疗手段。近年来,一般认为治疗指征为手术风险大或手术治疗困难的动脉瘤。

七、预后与预防

(一)预后

临床常采用 Hunt 和 Kosnik(1974)修改的 Botterell 的分级方案,对预后判断有帮助。Ⅰ~Ⅱ级患者预后佳,Ⅳ~Ⅴ级患者预后差,Ⅲ级患者介于两者之间。

首次 SAH 的病死率为 $10\%\sim25\%$。病死率随着再出血递增。再出血和脑血管痉挛是导致死亡和致残的主要原因。SAH 的预后与病因、年龄、动脉瘤的部位、瘤体大小、出血量、有无并发症、手术时机选择及处置是否及时、得当有关。

(二)预防

SAH 病情常较危重,病死率较高,尽管不能从根本上达到预防目的,但对已知的病因应及早积极对因治疗,如控制血压、戒烟、限酒,以及尽量避免剧烈运动、情绪激动、过劳、用力排便、剧烈咳嗽等;对于长期便秘的个体应采取辨证论治思路长期用药(如麻仁润肠丸、芪蓉润肠口服液、香砂枳术丸、越鞠保和丸等);情志因素常为本病的诱发因素,对于已经存在脑动脉瘤、动脉血管夹层或烟雾病的患者,保持情绪稳定至关重要。

不少尸检材料证实,患者生前曾患动脉瘤但未曾破裂出血,说明存在危险因素并不一定完全会出血,预防动脉瘤破裂有着非常重要的意义。应当强调的是,蛛网膜下腔出血常在首次出血后 2 周再次发生出血且常常危及生命,故对已出血患者积极采取有效措施进行整体调节并及时给予恰当的对症治疗,对预防再次出血至关重要。

第三节 脑 栓 塞

脑栓塞以前称栓塞性脑梗死,是指来自身体各部位的栓子,经颈动脉或椎动脉进入颅内,阻塞脑部血管,中断血流,导致该动脉供血区域的脑组织缺血缺氧而软化坏死及相应的脑功能障碍。临床表现出相应的神经系统功能缺损症状和体征,如急骤起病的偏瘫、偏身感觉障碍和偏盲等。大面积脑梗死还有颅内高压症状,严重时可发生昏迷和脑疝。脑栓塞约占脑梗死的 15%。

一、病因与发病机制

(一)病因

脑栓塞按其栓子来源不同,可分为心源性脑栓塞、非心源性脑栓塞及来源不明的脑栓塞。心源性栓子占脑栓塞的60%~75%。

1.心源性

风湿性心脏病引起的脑栓塞,占整个脑栓塞的50%以上。二尖瓣狭窄或二尖瓣狭窄合并闭锁不全者最易发生脑栓塞,因二尖瓣狭窄时,左心房扩张,血流缓慢瘀滞,又有涡流,易于形成附壁血栓,血流的不规则更易使之脱落成栓子,故心房颤动时更易发生脑栓塞。慢性心房颤动是脑栓塞形成最常见的原因。其他还有心肌梗死、心肌病的附壁血栓,以及细菌性心内膜炎时瓣膜上的炎性赘生物脱落、心脏黏液瘤和心脏手术等病因。

2.非心源性

主动脉以及发出的大血管粥样硬化斑块和附着物脱落引起的血栓栓塞也是脑栓塞的常见原因。另外,还有炎症的脓栓、骨折的脂肪栓、人工气胸和气腹的空气栓、癌栓、虫栓和异物栓等。还有来源不明的栓子等。

(二)发病机制

各个部位的栓子通过颈动脉系统或椎动脉系统时,栓子阻塞血管的某一分支,造成缺血、梗死和坏死,产生相应的临床表现;还有栓子造成远端的急性供血中断,该区脑组织发生缺血性变性、坏死及水肿;另外,由于栓子的刺激,该段动脉和周围小动脉反射性痉挛,结果不仅造成该栓塞的动脉供血区的缺血,同时因其周围的动脉痉挛,进一步加重脑缺血损害的范围。

二、病理

脑栓塞的病理改变与脑血栓形成基本相同。但是,有以下几点不同:①脑栓塞的栓子与动脉壁不粘连;而脑血栓形成是在动脉壁上形成的,所以栓子与动脉壁粘连不易分开。②脑栓塞的栓子可以向远端移行,而脑血栓形成的栓子不能。③脑栓塞所致的梗死灶,有60%以上合并出血性梗死;脑血栓形成所致的梗死灶合并出血性梗死较少。④脑栓塞往往为多发病灶,脑血栓形成常为一个病灶。另外,炎性栓子可见局灶性脑炎或脑脓肿,寄生虫栓子在栓塞处可发现虫体或虫卵。

三、临床表现

(一)发病年龄

风湿性心脏病引起者以中青年为多,冠心病及大动脉病变引起者以中老年人为多。

(二)发病情况

发病急骤,在数秒钟或数分钟之内达高峰,是所有脑卒中发病最快者,有少数患者因反复栓塞可在数天内呈阶梯式加重。一般发病无明显诱因,安静和活动时均可发病。

(三)症状与体征

约有 4/5 的脑栓塞发生于前循环,特别是大脑中动脉,病变对侧出现偏瘫、偏身感觉障碍和偏盲,优势半球病变还有失语。癫痫发作很常见,因大血管栓塞,常引起脑血管痉挛,有部分性发作或全面性发作。椎-基底动脉栓塞约占 1/5,起病有眩晕、呕吐、复视、交叉性瘫痪、共济失调、构音障碍和吞咽困难等。栓子进入一侧或两侧大脑后动脉有同向性偏盲或皮质盲。基底动脉主干栓塞会导致昏迷、四肢瘫痪,可引起闭锁综合征及基底动脉尖综合征。

心源性栓塞患者有心慌、胸闷、心律不齐和呼吸困难等。

四、辅助检查

(一)胸部 X 线检查

可发现心脏肥大。

(二)心电图检查

可发现陈旧或新鲜心肌梗死、心律失常等。

(三)超声心动图检查

超声心动图检查是评价心源性脑栓塞的重要依据之一,能够显示心脏立体解剖结构,包括瓣膜反流和运动、心室壁的功能和心腔内的肿块。

(四)多普勒超声检查

有助于测量血流通过狭窄瓣膜的压力梯度及狭窄的严重程度。彩色多普勒超声血流图可检测瓣膜反流程度并可研究与血管造影的相关性。

(五)经颅多普勒超声(TCD)

TCD 可检测颅内血流情况,评价血管狭窄的程度及闭塞血管的部位,也可检测动脉粥样硬化的斑块及微栓子的部位。

(六)神经影像学检查

头颅 CT 和 MRI 检查可显示缺血性梗死和出血性梗死改变。合并出血性梗死高度支持脑栓塞的诊断,许多患者继发出血性梗死临床症状并未加重,发病3～5 天内复查 CT 可早期发现继发性梗死后出血。早期脑梗死 CT 难于发现,常规 MRI 假阳性率较高,MRI 弥散成像(DWI)和灌注成像(PWI)可以发现超急性期脑梗死。磁共振血管成像(MRA)是一种无创伤性显示脑血管狭窄或阻塞的方法,造影特异性较高。数字减影血管造影(DSA)可更好地显示脑血管狭窄的部位、范围和程度。

(七)腰椎穿刺脑脊液检查

脑栓塞引起的大面积脑梗死可有压力增高和蛋白含量增高。出血性脑梗死时可见红细胞。

五、诊断与鉴别诊断

(一)诊断

(1)多为急骤发病。

(2)多数无前驱症状。

(3)一般意识清楚或有短暂意识障碍。

(4)有颈内动脉系统或椎-基底动脉系统症状和体征。

(5)腰椎穿刺脑脊液检查一般不应含血,若有红细胞可考虑出血性脑栓塞。

(6)栓子的来源可为心源性或非心源性,也可同时伴有脏器栓塞症状。

(7)头颅 CT 和 MRI 检查有梗死灶或出血性梗死灶。

(二)鉴别诊断

1.血栓形成性脑梗死

均为急性起病的偏瘫、偏身感觉障碍,但血栓形成性脑梗死发病较慢,短期内症状可逐渐进展,一般无心房颤动等心脏病症状,头颅 CT 很少有出血性梗死灶,以资鉴别。

2.脑出血

均为急骤起病的偏瘫,但脑出血多数有高血压、头痛、呕吐和意识障碍,头颅CT 为高密度灶可以鉴别。

六、治疗

(一)抗凝治疗

对抗凝治疗预防心源性脑栓塞复发的利弊,仍存在争议。有的学者认为脑栓塞容易发生出血性脑梗死和大面积脑梗死,可有明显的脑水肿,所以在急性期不主张应用较强的抗凝药物,以免引起出血性梗死,或并发脑出血及加重脑水肿。也有学者认为,抗凝治疗是预防随后再发栓塞性脑卒中的重要手段。心房颤动或有再栓塞风险的心源性病因、动脉夹层或动脉高度狭窄的患者,可应用抗凝药物预防再栓塞。栓塞复发的高风险可完全抵消发生出血的风险。常用的抗凝药物有以下几种。

1.肝素

有妨碍凝血活酶的形成作用;能增强抗凝血酶、中和活性凝血因子及纤溶酶;还有消除血小板的凝集作用,通过抑制透明质酸酶的活性而发挥抗凝作用。肝素每次 12 500～25 000 U(100～200 mg)加入 5%葡萄糖注射液或 0.9%氯化钠注射液 1 000 mL 中,缓慢静脉滴注或微泵注入,以每分钟 10～20 滴为宜,维持48 小时,同时第 1 天开始口服抗凝药。

有颅内出血、严重高血压、肝肾功能障碍、消化道溃疡、急性细菌性心内膜炎和出血倾向者禁用。根据部分凝血活酶时间(APTT)调整剂量,维持治疗前APTT 值的 1.5～2.5 倍,及时检测凝血活酶时间及活动度。用量过大,可导致严重自发性出血。

2.那曲肝素钙

又名低分子肝素钙,是一种由普通肝素通过硝酸分解纯化而得到的低分子肝素钙盐,其平均分子量为 4 500。目前认为低分子肝素钙是通过抑制凝血酶的生长而发挥作用。另外,还可溶解血栓和改善血流动力学。对血小板的功能影响明显小于肝素,很少引起出血并发症。因此,那曲肝素钙是一种比较安全的抗凝药。每次 4 000～5 000 U(WHO 单位),腹部脐下外侧皮下垂直注射,每天1～2 次,连用 7～10 天,注意不能用于肌内注射。可能引起注射部位出血性瘀斑、皮下瘀血、血尿和过敏性皮疹。

3.华法林

为香豆素衍生物钠盐,通过拮抗维生素 K 的作用,使凝血因子 Ⅱ、Ⅶ、Ⅸ 和Ⅹ的前体物质不能活化,在体内发挥竞争性的抑制作用,为一种间接性的中效抗凝剂。第 1 天给予 5～10 mg 口服,第 2 天半量;第 3 天根据复查的凝血酶原时间及活动度结果调整剂量,凝血酶原活动度维持在 25%～40% 给予维持剂量,一般维持量为每天 2.5～5 mg,可用 3～6 个月。不良反应可有牙龈出血、血尿、发热、恶心、呕吐、腹泻等。

(二)脱水降颅压药物

脑栓塞患者常为大面积脑梗死、出血性脑梗死,常有明显脑水肿,甚至发生脑疝的危险,对此必须立即应用降颅压药物。心源性脑栓塞应用甘露醇可增加心脏负荷,有引起急性肺水肿的风险。20% 甘露醇每次只能给 125 mL 静脉滴注,每天 4～6 次。为增强甘露醇的脱水力度,同时必须加用呋塞米,每次 40 mg 静脉注射,每天 2 次,可减轻心脏负荷,达到保护心脏的作用,保证甘露醇的脱水治疗;甘油果糖每次250～500 mL缓慢静脉滴注,每天 2 次。

(三)扩张血管药物

1.丁苯酞

每次 200 mg,每天 3 次,口服。

2.葛根素注射液

每次 500 mg 加入 5% 葡萄糖注射液或 0.9% 氯化钠注射液 250 mL 中静脉滴注,每天 1 次,可连用10～14 天。

3.复方丹参注射液

每次 2 支(4 mL)加入 5% 葡萄糖注射液或 0.9% 氯化钠注射液 250 mL 中静脉滴注,每天1 次,可连用 10～14 天。

4.川芎嗪注射液

每次 100 mg 加入 5% 葡萄糖注射液或 0.9% 氯化钠注射液 250 mL 中静脉滴注,每天 1 次,可连用10～15 天,有脑水肿和出血倾向者忌用。

(四)抗血小板聚集药物

早期暂不应用,特别是已有出血性梗死者急性期不宜应用。当急性期过后,为预防血栓栓塞的复发,可较长期应用阿司匹林或氯吡格雷。

(五)原发病治疗

对感染性心内膜炎(亚急性细菌性心内膜炎),在病原菌未培养出来时,给予青霉素每次320 万～400 万 U 加入 5% 葡萄糖注射液或 0.9% 氯化钠注射液 250 mL中静脉滴注,每天 4～6 次;已知病原微生物,对青霉素敏感的首选青霉素,对青霉素不敏感者选用头孢曲松钠,每次 2 g 加入 5% 葡萄糖注射液 250～500 mL 中静脉滴注,12 小时滴完,每天 2 次。对青霉素过敏和过敏体质者慎用,对头孢菌素类药物过敏者禁用。对青霉素和头孢菌素类抗生素不敏感者可应用去甲万古霉素,30 mg/(kg·d),分 2 次静脉滴注,每 0.8 g 药物至少加 200 mL 液体,在 1 小时以上时间内缓慢滴入,可用 4～6 周,24 小时内最大剂量不超过 2 g,此药有明显的耳毒性和肾毒性。

七、预后与预防

(一)预后

脑栓塞急性期病死率为 5％～15％,多死于严重脑水肿、脑疝。心肌梗死引起的脑栓塞预后较差,多遗留严重的后遗症。如栓子来源不消除,半数以上患者可能复发,约 2/3 在 1 年内复发,复发的病死率更高。10％～20％的脑栓塞患者可能在病后 10 天内发生第 2 次栓塞,病死率极高。栓子较小、症状较轻、及时治疗的患者,神经功能障碍可以部分或完全缓解。

(二)预防

最重要的是预防脑栓塞的复发。目前认为对于心房颤动、心肌梗死、二尖瓣脱垂患者可首选华法林作为二级预防的药物,阿司匹林也有效,但效果低于华法林。华法林的剂量一般为每天 2.5～3.0 mg,老年人每天 1.5～2.5 mg,并可采用国际标准化比值(INR)为标准进行治疗,既可获效,又可减少出血的危险性。1993 年,欧洲 13 个国家 108 个医疗中心联合进行了一组临床试验,共入选 1 007 例非风湿性心房颤动发生 TIA 或小卒中的患者,分为 3 组,一组应用香豆素,一组用阿司匹林,另一组用安慰剂,随访 2～3 年,计算脑卒中或其他部位栓塞的发生率。结果发现应用香豆素组每年可减少 9％脑卒中发生率,阿司匹林组减少 4％。前者出血发生率为 2.8％(每年),后者为 0.9％(每年)。

关于脑栓塞发生后何时开始应用抗凝剂仍有不同看法。有的学者认为过早应用可增加出血的危险性,因此建议发病后数周再开始应用抗凝剂比较安全。据临床研究结果表明,高血压是引起出血的主要危险因素,如能严格控制高血压,华法林的剂量强度控制在 INR 2.0～3.0 之间,则其出血发生率可以降低。因此,目前认为华法林可以作为某些心源性脑栓塞的预防药物。

第四节　颅内静脉系统血栓形成

颅内静脉系统血栓形成（cerebral venous thrombosis，CVT）是由多种原因所致的脑静脉回流受阻的一组脑血管疾病，包括颅内静脉窦和脑静脉血栓形成。本病的特点为病因复杂，发病形式多样，诊断困难，容易漏诊、误诊，不同部位的CVT虽有其相应表现，但严重头痛往往是最主要的共同症状，80%～90%的CVT患者都存在头痛。头痛可以单独存在，伴有或不伴有其他神经系统异常体征。以往认为颅内静脉系统血栓形成比较少见，随着影像学技术的发展，更多的病例被确诊。特别是随着MRI、MRA及MRV（磁共振动静脉血管成像）的广泛应用，诊断水平不断提高，此类疾病的检出率较过去显著提高。

本病按病变性质可分为感染性和非感染性两类。感染性者以急性海绵窦和横窦血栓形成多见，非感染性者以上矢状窦血栓形成多见。脑静脉血栓形成大多数由静脉窦血栓形成发展而来，但也有脑深静脉血栓形成（deep cerebral venous systemthrombosis，DCVST）伴发广泛静脉窦血栓形成，两者统称脑静脉及静脉窦血栓形成（cerebral venous and sinus thrombosis，CVST）。

一、病因与发病机制

(一)病因

主要分为感染性和非感染性。20%～35%的患者原因尚不明确。

1. 感染性

可分为局限性和全身性。局限性因素为头面部的化脓性感染，如面部危险三角区皮肤感染、中耳炎、乳突炎、扁桃体炎、鼻窦炎、齿槽感染、颅骨骨髓炎、脑膜炎等。全身性因素则由细菌性（败血症、心内膜炎、伤寒、结核）、病毒性（麻疹、肝炎、脑炎、HIV）、寄生虫性（疟疾、旋毛虫病）、真菌性（曲霉病）疾病经血行感染所致。头面部感染较常见，常引起海绵窦、横窦、乙状窦血栓形成。

2. 非感染性

可分为局限性和全身性。全身性因素如妊娠、产褥期、口服避孕药、各类型手术后、严重脱水、休克、恶病质、心功能不全、某些血液病（如红细胞增多症、镰状细胞贫血、失血性贫血、白血病、凝血障碍性疾病）、结缔组织病（系统性红斑狼疮、颞动脉炎、韦格纳肉芽肿）、消化道疾病（肝硬化、克罗恩病、溃疡性结肠炎）、静脉血栓疾病等。局限性因素见于颅脑外伤、脑肿瘤、脑外科手术后等。

(二)发病机制

1.感染性因素

对于感染性因素来说,由于解剖的特点,海绵窦和乙状窦是炎性血栓形成最易发生的部位。

(1)海绵窦血栓形成:①颜面部病灶。如鼻部、上唇、口腔等部位疖肿等化脓性病变破入血液,通过眼静脉进入海绵窦。②耳部病灶。中耳炎、乳突炎引起乙状窦血栓形成后,沿岩窦扩展至海绵窦。③颅内病灶。蝶窦、后筛窦通过筛静脉或直接感染侵入蝶窦壁而后入海绵窦。④颈咽部病灶。沿翼静脉丛进入海绵窦或侵入颈静脉,经横窦、岩窦达海绵窦。

(2)乙状窦血栓形成:①乙状窦壁的直接损害。中耳炎、乳突炎破坏骨质,脓肿压迫乙状窦,使窦壁发生炎症及窦内血流淤滞,血栓形成。②乳突炎、中耳炎使流向乙状窦的小静脉发生血栓,血栓扩展到乙状窦。

2.非感染性因素

如全身衰竭、脱水、糖尿病高渗性昏迷、颅脑外伤、脑膜瘤、口服避孕药、妊娠、分娩、真性红细胞增多症、血液病、其他不明原因等,常导致高凝状态、血流淤滞,容易诱发静脉血栓形成。

二、病理

本病的病理所见是:静脉窦内栓子富含红细胞和纤维蛋白,仅有少量血小板,故称红色血栓。随着时间的推移,栓子被纤维组织所替代。血栓性静脉窦闭塞可引起静脉回流障碍,静脉压升高,导致脑组织淤血、水肿和颅内压增高,脑皮质和皮质下出现点、片状出血灶。硬膜窦闭塞可导致严重的脑水肿,脑静脉病损累及深静脉可致基底节和/或丘脑静脉性梗死。感染性者静脉窦内可见脓液,常伴脑膜炎和脑脓肿等。

三、临床表现

近年来的研究认为,从新生儿到老年人均可发生本病,但多见于老年人和产褥期妇女,也可见于长期疲劳或抵抗力下降的患者;男女均可患病,男女发病比为 1.5:5,平均发病年龄为 37～38 岁。CVT 临床表现多样,头痛是最常见的症状,约 80% 的患者有头痛。其他常见症状和体征有视盘水肿、局灶神经体征、癫痫及意识改变等。不同部位的 CVT 临床表现有不同特点。

(一)症状与体征

1.高颅压症状

由脑静脉梗阻导致高颅压者,多存在持续性弥漫或局灶性头痛,通常有视盘水肿,还可出现恶心、呕吐、视物模糊或黑蒙、复视、意识水平下降和混乱。

2.脑局灶症状

其表现与病变的部位和范围有关,最常见的症状和体征是运动和感觉障碍,包括脑神经损害、单瘫、偏瘫等。

3.局灶性癫痫发作

常表现为部分性发作,可能是继发于皮质静脉梗死或扩张的皮质静脉"刺激"皮质所致。

4.全身性症状

主要见于感染性静脉窦血栓形成,表现为不规则高热、寒战、乏力、全身肌肉酸痛、精神萎靡、咳嗽、皮下瘀血等感染和败血症症状。

5.意识障碍

如精神错乱、躁动、谵妄、昏睡、昏迷等。

(二)常见的颅内静脉系统血栓

1.海绵窦血栓形成

最常见的是因眼眶部、上面部的化脓性感染或全身感染所引起的急性型;由后路(中耳炎)及中路(蝶窦炎)逆行至海绵窦导致血栓形成者多为慢性型,较为少见;非感染性血栓形成更少见。常急性起病,出现发热、头痛、恶心、呕吐、意识障碍等感染中毒症状。疾病初期多累及一侧海绵窦,眼眶静脉回流障碍可致眶周、眼睑、结膜水肿和眼球突出,眼睑不能闭合和眼周软组织红肿;第Ⅲ、Ⅳ、Ⅵ对脑神经及第Ⅴ对脑神经1、2支受累可出现眼睑下垂、眼球运动受限、眼球固定和复视、瞳孔扩大,对光反射消失,前额及眼球疼痛,角膜反射消失等;可并发角膜溃疡,有时因眼球突出而眼睑下垂可不明显。因视神经位于海绵窦前方,故视神经较少受累,视力正常或中度下降。由于双侧海绵窦由环窦相连,故多数患者在数天后会扩展至对侧。病情进一步加重可引起视盘水肿及视盘周围出血,视力显著下降。颈内动脉海绵窦段感染和血栓形成,可出现颈动脉触痛及颈内动脉闭塞的临床表现,如对侧偏瘫和偏身感觉障碍,甚至可并发脑膜炎、脑脓肿等。

2.上矢状窦血栓形成

多为非感染性,常发生于产褥期;妊娠、口服避孕药、婴幼儿或老年人严重脱水，以及消耗性疾病或恶病质等情况下也常可发生；少部分也可由感染引起，如头皮或邻近组织感染；也偶见于骨髓炎、硬膜或硬膜下感染扩散引起上矢状窦血栓形成。

急性或亚急性起病，最主要的临床表现为颅内压增高症状，如头痛、恶心、呕吐、视盘水肿、展神经麻痹，1/3 的患者仅表现为不明原因的颅内高压，视盘水肿可以是唯一的体征。上矢状窦血栓形成患者，可出现意识-精神障碍，如表情淡漠、呆滞、嗜睡及昏迷等。多数患者血栓累及一侧或两侧侧窦而主要表现为颅内高压。血栓延伸到皮质特别是运动区和顶叶的静脉可引起全面性、局灶性运动发作或感觉性癫痫发作，伴偏瘫或双下肢瘫痪。旁中央小叶受累可引起小便失禁及双下肢瘫痪。累及枕叶视觉皮质可发生黑蒙。婴儿可表现喷射性呕吐，颅缝分离，囟门紧张和隆起，囟门周围及额、面、颈、枕等处的静脉怒张和迂曲。老年患者一般仅有轻微头昏、眼花、头痛、眩晕等症状，诊断困难。腰椎穿刺可见脑脊液压力增高，蛋白含量和白细胞数也可增高，磁共振静脉血管造影（MRV）有助于确诊。

3.侧窦血栓形成

侧窦包括横窦和乙状窦。因与乳突邻近，化脓性乳突炎或中耳炎常引起单侧乙状窦血栓形成。常见于感染急性期，以婴儿及儿童最易受累，约 50% 的患者是由溶血性链球菌性败血症引起，皮肤、黏膜出现瘀点、瘀斑。一侧横窦血栓时可无症状，当波及对侧横窦或窦汇时常有明显症状。侧窦血栓形成的临床表现如下。

(1)颅内压增高：随病情发展而出现颅内压增高，常有头痛、呕吐、复视、头皮及乳突周围静脉怒张、视盘水肿，也可有意识或精神障碍。当血栓经窦汇延及上矢状窦时，颅内压更加增高，并可出现昏迷、肢瘫和抽搐等。

(2)局灶神经症状：血栓扩展至岩上窦及岩下窦，可出现同侧展神经及三叉神经眼支受损的症状；约 1/3 患者的血栓延伸至颈静脉，可出现舌咽神经（Ⅸ）、迷走神经（Ⅹ）及副神经（Ⅺ）损害的颈静脉孔综合征，表现为吞咽困难、饮水呛咳、声音嘶哑、心动过缓和患侧耸肩、转颈力弱等神经受累的症状。

(3)感染症状：表现为化脓性乳突炎或中耳炎症状，如发热、寒战、外周血白细胞计数增高，患侧耳后乳突部红肿、压痛、静脉怒张等。感染扩散可并发化脓性脑膜炎、硬膜外(下)脓肿及小脑、颞叶脓肿。

4.脑静脉血栓形成

(1)脑浅静脉血栓形成：一般症状可有头痛、咳嗽，用力、低头时加重；可有恶心、呕吐、视盘水肿、颅压增高、癫痫发作，或意识障碍；也可出现局灶性损害症状，如脑神经受损、偏瘫或双侧瘫痪。

（2）脑深静脉血栓形成：多为急性起病，1～3天达高峰。因常有第三脑室阻塞而颅内压增高，出现高热、意识障碍、癫痫发作，多有动眼神经损伤、肢体瘫痪、昏迷、去皮质状态，甚至死亡。

四、辅助检查

CVT缺乏特异性临床表现，仅靠临床症状和体征诊断困难。辅助检查特别是影像学检查对诊断的帮助至关重要，并有重要的鉴别诊断价值。

（一）脑脊液检查

主要是压力增高，早期常规和生化一般正常，中后期可出现脑脊液蛋白含量轻、中度增高。

（二）影像学检查

1.CT 和 CTV

CT是诊断CVT有用的基础步骤，其直接征象是受累静脉内血栓呈高密度影，横断扫描可见与静脉走向平行的束带征；增强扫描时血栓不增强而静脉壁环形增强，呈铁轨影或称空三角征和δ征。束带征和空三角征对诊断CVT具有重要意义，但出现率较低，束带征仅20％～30％，空三角征约30％。继发性CT改变主要包括脑实质内不符合脑动脉分布的低密度影（缺血性改变）或高密度影（出血性改变）。国外研究资料表明，颅内深静脉血栓形成CT平扫的诊断价值，无论是敏感性或特异性均显著高于静脉窦血栓形成。应用螺旋CT三维重建最大强度投影法（CTV）来显示脑静脉系统，是近年来正在探索的一种方法。与MRA相比，CTV可显示更多的小静脉结构，且具有扫描速度快的特点。与DSA相比，CTV具有无创性和低价位的优势。Rodallec等认为疑诊CVT，应首选CTV检查。

2.MRI

MRI虽具有识别血栓的能力，但影像学往往随发病时间不同而相应改变。急性期CVT的静脉窦内流空效应消失，血栓内主要含去氧血红蛋白，T1WI呈等信号，T2WI呈低信号；在亚急性期，血栓内主要含正铁血红蛋白，T1WI和T2WI均表现为高信号；在慢性期，血管出现不同程度再通，流空信号重新出现，T1WI表现为不均匀的等信号，T2WI显示为高信号或等信号。此后，信号强度随时间延长而不断降低。另外，MRI可显示特征性的静脉性脑梗死或脑出血。

但是 MRI 也可能因解剖变异或血栓形成的时期差异出现假阳性或假阴性。

3.磁共振静脉成像(MRV)

可以清楚地显示静脉窦及大静脉形态及血流状态,CVT 时表现为受累静脉和静脉窦内血流高信号消失或边缘模糊的较低信号及病变以外静脉侧支的形成,但是对于极为缓慢的血流,MRV 易将其误诊为血栓形成,另外与静脉窦发育不良的鉴别有一定的困难,可出现假阳性。如果联合运用 MRI 与 MRV 进行综合判断,可明显提高 CVT 诊断的敏感性和特异性。

4.数字减影血管造影(DSA)

数字减影血管造影是诊断 CVT 的标准检查。CVT 时主要表现为静脉期时受累、静脉或静脉窦不显影或显影不良,可见静脉排空延迟和侧支静脉通路建立,有时 DSA 的结果难以与静脉窦发育不良或阙如相鉴别。DSA 的有创性也使其应用受到一定的限制。

影像检查主要从形态学方面为 CVT 提供诊断信息,由于各项检查可能受到不同因素的限制,因此均可以出现假阳性或假阴性结果。

5.经颅多普勒超声(TCD)检查

经颅多普勒超声技术对脑深静脉血流速度进行探测,可为 CVT 的早期诊断、病情监测和疗效观察提供可靠、无创、易重复而又经济的检测手段。脑深静脉血流速度的异常增高是脑静脉系统血栓的特征性表现,且不受颅内压增高及脑静脉窦发育异常的影响。在 CVT 早期,当 CT、MRI、MRV 甚至 DSA 还未显示病变时,脑静脉血流动力学检测就反映出静脉血流异常。

五、诊断与鉴别诊断

(一)诊断

颅内静脉窦血栓形成的临床表现错综复杂,诊断比较困难。对单纯颅内压增高,伴或不伴神经系统局灶体征者,或以意识障碍为主的亚急性脑病患者,均应考虑到脑静脉系统血栓形成的可能。结合 CTV、MRV、DSA 等检查可明确诊断。

(二)鉴别诊断

1.仅表现为颅内压增高者应与以下疾病鉴别

(1)假脑瘤综合征:是一种没有局灶症状,没有抽搐,没有精神障碍,在神经系统检查中除有视盘水肿及其伴有的视觉障碍外,没有其他阳性神经系统体征的疾病;是一种发展缓慢、能自行缓解的良性高颅压症,脑脊液检查没有细胞及生化方面的改变。

（2）脑部炎性疾病：有明确的感染病史，发病较快；多有体温的升高，头痛、呕吐的同时常伴有精神、意识等脑功能障碍，外周血白细胞计数常明显升高；腰椎穿刺脑脊液压力增高的同时，常伴有白细胞数和蛋白含量的明显升高；脑电图多有异常变化。

2.海绵窦血栓应与以下疾病鉴别

（1）眼眶蜂窝织炎：本病多见于儿童，常突然发病，眼球活动疼痛时加重，眼球活动无障碍，瞳孔无变化，角膜反射正常，一般单侧发病。

（2）鞍旁肿瘤：多为慢性起病，MRI可确诊。

（3）颈动脉海绵窦瘘：无急性炎症表现，眼球突出，并有搏动感，眼部听诊可听到血管杂音。

六、治疗

治疗原则是早诊断、早治疗，针对每一病例的具体情况给予病因治疗、对症治疗和抗血栓药物治疗相结合。对其他促发因素，必须进行特殊治疗，少数情况下考虑手术治疗。

（一）抗感染治疗

由于本病的致病原因主要为化脓性感染，因此抗生素的应用是非常重要的。部分静脉窦血栓形成和几乎所有海绵窦血栓形成，常有基础感染，可根据脑脊液涂片、常规及生化检查、细菌培养和药敏试验等结果，选择应用相应抗生素或广谱抗生素，必要时手术清除原发性感染灶。因此，应尽可能确定脓毒症的起源部位并针对致病微生物进行治疗。

（二）抗凝治疗

普通肝素治疗CVT已有半个世纪，已被公认是一种有效而安全的首选治疗药物。研究认为，除新生儿不宜使用外，所有脑静脉血栓形成患者只要无肝素使用禁忌证，均应给予肝素治疗。头痛几乎总是CVT的首发症状，目前多数主张对孤立性头痛应用肝素治疗。肝素的主要药物学机制是阻止CVT的进展，预防相邻静脉发生血栓形成性脑梗死。抗凝治疗的效果远远大于其引起出血的危险性，无论有无出血性梗死，都应使用抗凝治疗。普通肝素的用量和给药途径还不完全统一。原则上应根据血栓的大小和范围，以及有无并发颅内出血综合考虑，一般首剂静脉注射3 000～5 000 U，而后以25 000～50 000 U/d持续静脉滴注，或者12 500～25 000 U皮下注射，每12小时测定1次部分凝血活酶时间

（APTT）和纤维蛋白原水平，以调控剂量，使 APTT 延长 2～3 倍，但不超过 120 秒，疗程为 7～10 天。也可皮下注射低分子量肝素（LMWH），可取得与肝素相同的治疗效果，其剂量易于掌握，且引起的出血发病率低，可连用 10～14 天。此后，在监测国际标准化比值（INR）使其控制在 2.5～3.5 的情况下，应服用华法林治疗 3～6 个月。

（三）扩容治疗

对非感染性血栓者，积极纠正脱水，降低血液黏度和改善循环。可应用羟乙基淀粉 40（706 代血浆）、低分子右旋糖苷等。

（四）溶栓治疗

目前，尚无足够证据支持全身或局部溶栓治疗，如果给予合适的抗凝治疗后，患者症状仍继续恶化，且排除其他病因导致的临床恶化，则应该考虑溶栓治疗。脑静脉血栓溶栓治疗采用的剂量差异很大，尿激酶每小时用量可从数万至数十万单位，总量从数十万至上千万单位。阿替普酶用量为 20～100 mg。由于静脉血栓较动脉血栓更易溶解，且更易伴发出血危险，静脉溶栓剂量应小于动脉溶栓剂量，但具体用量的选择应以病情轻重及改变程度为参考。

（五）对症治疗

伴有癫痫发作者给予抗癫痫治疗，但对于所有静脉窦血栓形成的患者是否都要给予预防性抗癫痫治疗尚存争议。对颅内压增高者给予静脉滴注甘露醇、呋塞米、甘油果糖等，同时加强支持治疗，给予 ICU 监护，包括抬高头位、镇静、高度通气、监测颅内压以及注意血液黏度、肾功能、电解质等，防治感染等并发症，必要时行去除出血性梗死组织或去骨瓣减压术。

（六）介入治疗

在有条件的医院可进行颅内静脉窦及脑静脉血栓形成的介入治疗，利用静脉内导管溶栓。近年来，采用血管内介入局部阿替普酶溶栓联合肝素抗凝治疗的方法，取得较好疗效。但局部溶栓操作难度大，应充分做好术前准备，妥善处理术后可能发生的不良事件。

七、预后与预防

（一）预后

CVT 总体病死率在 6%～33%，预后较差。死亡原因主要是小脑幕疝。影响预后的相关因素包括高龄、急骤起病、局灶症状（如脑神经受损、意识障碍和出血性梗死)等。大脑深静脉血栓的预后不如静脉窦血栓,临床表现最重,病死率最高,存活者后遗症严重。各种原发疾病中,脓毒症性 CVT 预后最差,产后的 CVT 预后较好,后者 90% 以上存活。

(二)预防

针对局部及全身的感染性和非感染性因素进行预防。

(1)控制感染:尽早治疗局部和全身感染,如面部危险三角区的皮肤感染、中耳炎、乳突炎、扁桃体炎、鼻窦炎、齿槽感染及败血症、心内膜炎等。针对感染灶的分泌物及血培养,合理使用抗生素。

(2)保持头面部的清洁卫生,对长时间卧床者,要定时翻身。

(3)对严重脱水、休克、恶病质等,尽早采取补充血容量等治疗。

(4)对高凝状态者,可口服降低血液黏度或抗血小板聚集药物,必要时可予低分子量肝素等抗凝治疗。

(5)定期检测血糖、血脂、血常规、凝血因子、血液黏度,防止血液系统疾病引发 CVT。

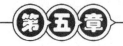

肾内科疾病

第一节 慢性肾小球肾炎

一、概说

慢性肾小球肾炎是指由多种原发性肾小球疾病所导致的较长病程的疾病，临床以蛋白尿、水肿、血尿、高血压或伴肾功能减退为特征，成年人常见，除小部分有急性肾炎史外，多数起病缓慢，呈隐匿性经过。

二、诊断

(一)临床表现

1.水肿

患者均有不同程度的水肿，轻者仅面部、眼睑和组织松弛部水肿，甚至可间歇出现，重者则全身普遍性水肿，并可有腹腔(胸腔)积液水。

2.高血压

一部分患者有高血压症状，血压升高可为持续性，亦可呈间歇性，以舒张压升高[高于12 kPa(90 mmHg)]为特点。

3.尿异常表现

此为必有症状，尿量变化与水肿及肾功能情况有关，水肿期尿量减少，无水肿者尿量多正常，肾功能明显减退；浓缩功能障碍者常有夜尿，多尿，尿比重偏低(＜1.020)，尿蛋白含量不等，多在 1～3 g/24 h，亦可呈大量蛋白尿(＞3.5 g/24 h)，尿沉渣中可见颗粒管型、透明管型，伴有轻中度血尿，偶可见肉眼血尿(为肾小球源血尿)。

4.肾功能不全

主要指肾小球滤过率(GFR)降低,就诊时多数患者内生肌酐清除率(Ccr)尚未降到正常值50%以下。

5.贫血

有轻至中度以上正常细胞正色素性贫血。水肿明显者可轻度贫血,可能与血液稀释有关。

(二)实验室检查

除上述尿常规及肾功能检查外,还有其他检查有助于诊断及预后判断。

1.尿液检查

尿 C_3 测定、尿纤维蛋白降解产物(FDP)测定、尿圆盘电泳、尿蛋白选择指数,有助于分析其原发病的病理类型。

2.血液检查

血清补体测定、免疫球蛋白测定、β-微球蛋白,对分析病理类型及预后有参考价值。

3.超声检查

观察肾脏形态学改变,以供诊断参考。

4.肾脏活体组织检查

直接观察慢性肾炎之原发疾病病理类型,对其诊断、治疗和预后都有很重要的意义。

三、鉴别诊断

(一)本病普通型和慢性肾盂肾炎鉴别

泌尿系统感染史,尿沉渣中白细胞经常反复出现,甚至有白细胞管型,尿细菌学检查阳性,均可提示慢性肾盂肾炎。其晚期亦有大量蛋白尿和高血压及肾功损害,但肾小管功能损害先于氮质血症,且具有肾小管性蛋白尿的特征,一般无低蛋白血症,肾图示双侧肾损害差异较大。多见于女性。有时慢性肾炎合并尿路感染,用抗生素治疗,其尿液成分改变、氮质血症或可好转,但肾炎综合征仍会存在。

(二)本病高血压与原发性高血压继发肾脏损害的鉴别

后者多发生于40岁以后,常先有多年的高血压史,有全身各器官动脉硬化表现,尿蛋白多不严重,无低蛋白血症,无贫血,肾小管损害较肾小球损害明显。

(三)本病急性发作而既往史不明显者需要与急性肾炎鉴别

较短的潜伏期,伴明显的贫血,低蛋白血症,眼底及心脏改变和 B 超检查双肾不增大,均可与急性肾炎鉴别。

(四)与继发于全身疾病的肾损害鉴别

全身性疾病出现肾损害的有变应性紫癜、糖尿病、结缔组织病、高尿酸血症等。各系统的详细检查可助确诊。

(五)本病肾病型与类脂性肾病鉴别

均可有肾病综合征的表现,有时类脂性肾病虽一过性出现高血压、肾功能不全,但经利尿及消肿治疗会很快恢复,一般镜下血尿很少,且尿蛋白高度选择性,尿 C_3、FDP 无,对激素敏感,而肾病型与之相反。

四、并发症

(一)心功能不全

由于高血压、贫血、水肿等原因,表现为心脏扩大、心律失常及心力衰竭。

(二)多种感染

因低蛋白血症,抗感染能力低,易发生呼吸道、泌尿道、皮肤等感染。

五、治疗

(一)控制感染

常选用青霉素类或大环内酯类抗生素或林可霉素等药。

(二)对症处理

水肿、尿少者可选用噻嗪类利尿剂,常同时配用保钾利尿药,以增强利尿效果。常用氢氯噻嗪(双氢克尿塞)合并氨苯蝶啶。如上药无效时,可用呋塞米、依他尼酸(利尿酸)等强利尿剂,特别是呋塞米在肾功能严重受损时仍有效果。若血浆蛋白过低($<25 \text{ g/L}$),利尿剂往往达不到消肿目的,应适当补充清蛋白或血浆,以提高血液胶体渗透压,促进利尿,消肿。

高血压患者可适当选用利尿剂或降压药。在利尿消肿之后,血压仍不降者,可加用血管紧张素转化酶抑制剂(ACEI)、Ca^{2+} 通道阻滞剂,还可配合周围血管扩张药,中枢降压药亦可选用。少数顽固患者,可用血管紧张素 II 转化酶抑制剂。但切记血压不宜下降得过快、过低。

(三)糖皮质激素和细胞毒药物的运用

常用药物为泼尼松,剂量 0.5～1 mg/(kg·d),对其反应好的病例,服药后约 1 周,开始利尿消肿,尿蛋白逐渐减少,直到消失。以后逐渐减量,每周减少 5 mg,当减至 10～15 mg 时,作为维持量不再减少,并改为隔天服药 1 次,将 2 天药量于早餐前 1 次服下,维持量应服半年或 1 年。糖皮质激素撤退不宜过快,否则症状易复发。若服泼尼松 3～4 周后,仍无利尿效果,蛋白尿亦不减轻,则表明疗效差,可改用地塞米松或泼尼松龙或加用细胞毒药物,若再用 2～3 周仍无疗效,则表明对糖皮质激素反应差,宜停药。细胞毒药可用环磷酰胺、氮芥之类。

第二节　急性肾衰竭

一、概述

急性肾衰竭(acute renal failure,ARF)是指各种原因引起的双肾泌尿功能在短期内急剧障碍,导致代谢产物在体内迅速积聚,水、电解质和酸碱平衡紊乱,出现氮质血症和代谢性酸中毒,并由此发生的机体内环境严重紊乱的临床综合征。多数患者的一个重要临床表现是少尿(成人每天尿量<400 mL)或无尿(成人每天尿量<100 mL),即少尿型急性肾衰竭。也有一部分患者尿量不减少,称为非少尿型急性肾衰竭。临床工作中要注意避免以少(无)尿作为考虑或诊断急性肾衰竭综合征的错误认识,不然会导致失去对急性肾衰竭早期及预防性治疗的时机。2005 年 9 月,由国际肾脏病学会(ISN)、美国肾脏病学会(ASN)、美国肾脏病基金会(NKF)及急诊医学专业来自全球多个国家的专家们共同组成了急性肾损伤的专家组(AKIN),拟将以往所称的急性肾衰竭更名为急性肾损伤(AKI),并讨论了有关 AKI 的定义和分级(表 5-1),以强调对这一综合征的早期诊断、早期处置的重要性。

二、急性肾衰竭的分类与病因

(一)按发病环节可将急性肾衰竭分为 3 类

急性肾衰竭的病因多样,根据发病环节可分为肾前性、肾性和肾后性三大类,但又常相继出现,如:肾前性急性肾衰和缺血性急性肾小管坏死(肾实质性急性肾衰竭)发生在一个相同的连续的病理生理过程中,当严重或持续的肾脏血流低灌注时肾小管上皮细胞发生严重的损伤,即使纠正了低灌注也难以改善这些病变,临床上就是急性肾小管坏死。

表 5-1　AKI 的分级

	血清肌酐	尿量
Ⅰ	升高≥26.5 μmol/L(0.3 mg/dL)或增至≥150%～200%	<0.5 mL/(kg·h),6 小时
Ⅱ	增至>200%～300%	<0.5 mL/(kg·h),12 小时
Ⅲ	增至>300%或 354 μmol/L(0.4 mg/dL)	<0.3 mL/(kg·h),24 小时或无尿 12 小时

1.肾前性急性肾衰竭

肾前性肾衰是指肾脏血液灌流量急剧减少所致的急性肾衰竭。肾脏无器质性病变,一旦肾灌流量恢复,则肾功能也迅速恢复。所以这种肾衰竭又称功能性肾衰竭或肾前性氮质血症。

2.肾性急性肾衰竭

肾性肾衰竭是由于各种原因引起肾实质病变而产生的急性肾衰竭,又称器质性肾衰竭。

3.肾后性急性肾衰竭

由肾以下尿路(即从肾盏到尿道口任何部位)梗阻引起的肾功能急剧下降称肾后性急性肾衰竭,又称肾后性氮质血症。

(二)急性肾衰竭的常见病因

见表 5-2。

表 5-2　急性肾衰竭的病因分类

1.肾前性(肾脏低灌注)	
血容量不足	细胞外液丢失(烧伤、腹泻、呕吐、消化道大出血、盐消耗性肾病、利尿、尿崩症、原发性肾上腺皮质功能不全)细胞外液重新分布(烧伤、挤压伤、胰腺炎、营养不良、肾病综合征、严重肝脏病)
心搏出量下降	心肌功能下降(心肌梗死、心律不齐、缺血性心脏病、心肌病、瓣膜病、高血压性心脏病、肺源性心脏病)
周围血管扩张	药物引起(抗高血压药物、麻醉药、药物中毒),脓毒血症,其他:肝衰竭、过敏、肾上腺皮质功能不全、低氧血症、低磷血症
肾脏血管收缩、扩张失衡	脓毒血症,药物:NSAIDs,ACE 抑制剂、α 肾上腺受体拮抗剂,肝肾综合征
肾动脉机械性阻塞	夹层形成,外伤(血肿压迫、血管创伤)

2.肾实质性(肾脏本身疾病)	
肾小球疾病	各型急性肾炎,急性感染后肾小球肾炎
肾小管坏死	缺血性(肾前性 ARF 迁延而至),肾毒性(药物、造影剂、高渗性肾病、重金属或有机溶剂等),色素尿(肌红蛋白尿、血红蛋白尿)
肾间质疾病	药物,自身免疫,感染,肿瘤细胞浸润(淋巴瘤、肉瘤白血病、结节病)
肾血管疾病	小血管炎 9 常表现为急性肾炎Ⅲ型,血栓性微血管病(恶性高血压、溶血性尿毒症综合征、硬皮病肾脏危象、弥散性血管内凝血等),肾梗死(肾动脉栓塞、动脉粥样硬化性肾动脉闭塞、肾小动脉胆固醇栓塞综合征)
3.肾后性(尿路梗阻)	
神内梗阻	骨髓瘤、轻链病、尿酸和/或草酸钙、磺胺、阿昔洛韦等药物结晶
双侧肾盂、输尿管梗阻	管腔内梗阻:肿瘤、结石、血块、组织块或脓块、脱落肾乳头、霉菌团块。管腔外压迫:肿瘤、肿大淋巴结、后腹膜纤维化、误结扎
膀胱及以下部位	结石、肿瘤、血块,神经性膀胱,前列腺肿大(恶性或良性),尿道狭窄(外伤、肿瘤)严重的包茎

1.肾前性肾衰竭

(1)低血容量:见于大量失血、外科手术、创伤、烧伤、严重的呕吐、腹泻等引起的低血容量性休克。

(2)心力衰竭:见于急性心肌梗死、严重心律失常、心包填塞等引起的心源性休克,造成心排血量急剧下降时。

(3)血管床容量扩大,使有效循环血量减少:血管床容量扩大,使有效循环血量减少,见于过敏性休克及败血症休克时血管床容量扩大,血液淤滞。

(4)其他各种外科因素等引起的肾血流障碍:上述因素直接影响血压和肾灌流,当血压低于 10.7 kPa(80 mmHg)时,肾小球毛细血管压低于 6.4 kPa(48 mmHg),引起肾灌流减少和肾缺血。

由于肾前性急性肾衰竭主要是有效循环血量减少和肾血管收缩,导致肾小球滤过率急剧降低,而肾小管功能尚属正常;同时,因继发性醛固酮和抗利尿激素分泌增加,又可加强远曲小管和集合管对钠的重吸收,因而其临床特点有少尿(尿量<400 mL/d),尿钠浓度低(<20 mmol/L),尿比重较高(>1.020)和氮质血症,血浆肌酐和血液尿素氮明显升高,尿肌酐/血肌酐比值>40。

2.肾性肾衰竭

(1)肾小球、肾间质和肾血管疾病:如急性肾小球肾炎、狼疮性肾炎、急进型高血压病、急性肾盂肾炎、坏死性肾乳头炎和肾动脉粥样栓塞都能引起急性肾衰竭。

(2)急性肾小管坏死:急性肾小管坏死(acute tubular necrosis,ATN)是临床上引起 ARF 的最常见也是最重要的原因,它所引起的 ARF 占所有 ARF 的40%~50%。引起 ATN 的因素主要有以下几种。

急性肾缺血:肾前性肾衰竭的各种病因(如休克),在早期未能得到及时的抢救,因持续的肾缺血而引起 ATN,即由功能性肾衰竭转为器质性肾衰竭。目前研究认为,急性肾缺血损伤更容易出现在再灌注之后,其中再灌注产生的氧自由基可能是导致 ATN 的主要因素之一。

急性肾中毒:引起肾中毒的毒物如下。①药物:如氨基糖苷类抗生素、四环素族和两性霉素 B 等,静脉注射或口服 X 线造影剂也可直接损伤肾小管;有机溶剂:如四氯化碳、乙二醇和甲醇等。②重金属:如汞、铋、铅、锑、砷等化合物。③生物毒素:如生鱼胆、蛇毒、蜂毒等。上述这些毒物随肾小球滤液流经肾小管时,均能引起肾小管损害。

血红蛋白和肌红蛋白对肾小管的阻塞及损害:这也是引起 ATN 的常见病因,如输血时血型不合或葡萄糖-6-磷酸脱氢酶(G-6-PD)缺乏和疟疾引起的溶血、挤压综合征、创伤和外科引起的横纹肌溶解症、过度运动、中暑、妊娠高血压综合征、长期昏迷、病毒性心肌炎引起非创伤性横纹肌溶解症,从红细胞和肌肉分别释出的血红蛋白和肌红蛋白,经肾小球滤过而形成肾小管色素管型,堵塞并损害肾小管,引起 ATN。

传染性疾病:如流行性出血热、钩端螺旋体病等引起的急性肾小管坏死。其中流行性出血热最常见,约占急性肾衰竭总发病率 18.6%。出血热的病理基础主要是:①肾小球和肾小管基底膜有免疫复合物沉积。②外周循环障碍,血压降低,导致肾缺血,加重肾小管损害。

ATN 的病情虽然很严重,但是只要处理得当,情况是可以逆转的,因为坏死发生后 3~4 天就开始修复过程,坏死的肾小管上皮细胞逐渐被再生的肾小管上皮细胞所取代,肾功能和内环境也可望逐渐恢复正常。

由于肾小管有器质性损伤使浓缩和稀释功能丧失,尿比重固定在 1.010 左右,称为等渗尿;同时也因重吸收钠的能力降低,尿钠浓度增高(>40 mmol/L);尿常规可发现血尿,镜检有多种细胞和管型(色素管型、颗粒管型和细胞管型)。血液尿素氮和血浆肌酐进行性升高,肌酐与尿素从尿中排出障碍,尿肌酐/血肌酐<20,与功能性肾衰竭有明显区别。

肾性肾衰竭临床分为少尿型和非少尿型两种,前者多见。少尿型一般出现少尿甚至无尿,非少尿型尿量>400 mL/d。

3.肾后性肾衰竭

见于结石、肿瘤或坏死组织引起的输尿管内梗阻;肿瘤、粘连和纤维化引起的输尿管外梗阻;膀胱以下梗阻见于前列腺肥大、盆腔肿瘤等压迫。由于肾有强大的代偿功能,膀胱以上的梗阻(肾盏、肾盂、输尿管梗阻)是双侧性完全梗阻才能导致肾衰,如一侧通畅即可排除肾后性肾衰。

尿路梗阻可引起肾盂积水,肾间质压力升高,肾小球囊内压升高,导致肾小球有效滤过压下降,直接影响肾小球滤过率。

若患者尿量突然由正常转变为完全无尿(<100 mL/d),梗阻部位以上尿潴留,氮质血症日益加重。可用 X 线、肾图或超声检查,查明病因及梗阻部位,解除梗阻,肾功能可迅速恢复正常。如长期梗阻,可发展到尿毒症而死亡。

三、急性肾衰竭的发病机制

急性肾衰竭的发病机制十分复杂,至今尚未完全阐明。不同原因引起的急性肾衰竭,其发病机制不尽相同。本节主要围绕 ATN 引起的肾衰竭,而且主要针对其少尿型的发病机制进行论述。

(一)肾血管及血流动力学的改变

临床和动物实验研究表明,在急性肾衰竭的初期,有肾血流量减少和肾内血液分布异常,表现为肾皮质外层血流严重缺乏及肾髓质淤血,而且肾缺血的程度与形态学损害及功能障碍之间存在着平行关系,因此现在多数学者肯定肾缺血是急性肾衰竭初期的主要发病机制。

1.肾灌注压降低

当动脉血压波动在 10.7~21.3 kPa(80~160 mmHg)范围内时,通过肾脏的自身调节,肾血流量和 GFR 可维持相对恒定。但当全身血压低于 10.7 kPa(80 mmHg)时,肾脏血液灌流量即明显减少,并有肾小动脉的收缩,因而可使 GFR 降低。

2.肾血管收缩

肾皮质血管收缩的机制主要与以下因素有关。

(1)交感-肾上腺髓质系统兴奋:在 ATN 时,因有效循环血量减少或毒物的作用,致使交感-肾上腺髓质系统兴奋,血中儿茶酚胺水平升高,通过刺激 α 受体使肾血管收缩,肾血流量减少,GFR 降低。皮质肾单位分布在肾皮质外 1/3,其入球小动脉对儿茶酚胺敏感,因而皮质呈缺血改变。动物实验证明:在肾动脉灌注肾上腺素后再作肾动脉造影,肾皮质血管不显影,而髓质血管显影正常。这与急性肾衰竭患者少尿期肾动脉造影相似。

(2)肾素-血管紧张素系统(renin-angiotenin system,RAS)激活:有效循环血量减少使肾血管灌注压降低,以及交感神经兴奋,均可刺激入球小动脉球旁细胞分泌肾素。此外,在肾缺血和肾中毒时,因近曲小管和髓襻升支粗段受损,对 Na^+ 和 Cl^- 重吸收减少,到达远曲小管致密斑处的 NaCl 增多,可通过管-球反馈作用刺激肾素分泌。肾素产生增多,促使肾内血管紧张素Ⅱ(angiotensin,AngⅡ)生成增加,引起入球小动脉及出球小动脉收缩。因肾皮质中的肾素含量丰富,故 RAS 系统激活,致使肾皮质缺血更甚。一般认为,该系统激活既是引起也是维持肾血管收缩的因素。

管-球反馈作用:管-球反馈调节是肾单位的自身调节活动之一,即当肾小管液中的溶质浓度改变时,其信号通过致密斑和肾小球旁器感受、放大和传递,从而改变肾小球的灌流和 GFR,达到新的球-管平衡。肾缺血或肾毒物对肾小管各段损伤的程度不同,近曲小管和髓襻容易受到损害,因而对 Na^+ 和 Cl^- 的重吸收减少,使远曲小管内液中的 NaCl 浓度升高,刺激远曲小管起始部的致密斑,从而引起肾小球旁器分泌肾素,促进 AngⅡ 生成并收缩入球小动脉及出球小动脉,使 GFR 降低。然而,AngⅡ 可能并不是介导管-球反馈调节以及持续降低 GFR 的唯一机制。有学者提出,腺苷也可能作为管-球反馈作用的介导因子,腺苷作用于 A_1 受体使入球小动脉收缩,而作用于 A_2 受体则扩张出球小动脉,该发现促使人们研究其在 ATN 发病中的作用。肾小管细胞受损时,释放大量的腺苷,从而收缩入球小动脉和扩张出球小动脉,因此明显降低 GFR。腺苷还可刺激肾小球旁器的肾素促进 AngⅡ 的产生,加重入球小动脉收缩,但其收缩出球小动脉的效应可因腺苷通过 A_2 受体介导的作用被拮抗,因此加重了 GFR 下降。这种腺苷的产生直至肾小管上皮细胞功能和结构完整性恢复后方可恢复正常,因而可持续降低。

(3)前列腺素产生减少:肾是产生前列腺素的主要器官,肾内产生的 PGE_2 和 PGI_2 具有抑制血管平滑肌收缩,扩张血管的作用。许多实验证明 PG 与急性肾衰有密切关系。如庆大霉素引起的肾中毒,在 GFR 下降前,PGE_2 减少。使用 PG 合成抑制剂(如吲哚美辛),可引起血管收缩,加重甘油所致的急性肾衰。

(4)内皮细胞源性收缩及舒张因子的作用:多年来不少学者强调血管内皮源性收缩因子(如内皮素,endothelin,ET)病理性分泌增多以及血管内皮源性舒张因子(如一氧化氮,NO)释放障碍对 ATN 血流动力学改变起重要作用。在 ATN 时,血浆内皮素水平的增高程度与血浆肌酐上升水平相一致。在缺血缺氧情况下,肾细胞膜上的内皮素受体结合 ET 的能力亦明显增强。ET 不仅能直接引起肾血管收缩,而且具有间接的缩血管效应:①通过系膜细胞收缩,使 Kf 下降, GFR 减少。②通过受体介导的细胞内磷酸肌醇途径,促使肌浆网中 Ca^{2+} 释放,激活花生四烯酸代谢途径。③促进肾素分泌,诱发儿茶酚胺分泌增多。正常血管内皮尚能释放舒张因子(如 NO),协同调节血流量以维持血液循环,对肾脏则有增加血流量、降低入球与出球小动脉阻力的作用。ATN 早期血管内皮舒张因子 NO 的释放即有障碍,缺血-再灌注后氧自由基增多亦影响舒张因子的释放。在肾缺血所致急性肾衰竭大鼠模型中,分别给予 NO 合酶抑制剂,非选择性 ET 受体拮抗剂和血管紧张素受体阻断剂,可观察到阻断 NO 生成对肾脏的损害作用远超过后两者,推测在此情况下 NO 对肾血流动力学改变的影响可能较为突出。目前认为内皮细胞收缩与舒张因子调节失衡可能对某些类型 ATN 的发生和发展起重要作用。

3.肾毛细血管内皮细胞肿胀

肾缺血、缺氧及肾中毒时,肾脏细胞代谢受影响,使 ATP 生成不足,Na^+, K^+-ATP 酶活性减弱,细胞内钠、水潴留,细胞发生水肿。随着细胞水肿的发生,细胞膜通透性改变,大量的 Ca^{2+} 涌入细胞内,形成细胞内 Ca^{2+} 超载。同时, Ca^{2+}-ATP 酶活性减弱也使肌浆网摄取 Ca^{2+} 受限以及细胞内钙泵出减少,引起细胞质内游离钙增加。细胞内游离钙增加又可妨碍线粒体的氧化磷酸化功能,使 ATP 生成更加减少,从而形成恶性循环。此外,由于缺氧时大量增加的 ADP 可由线粒体进入胞质并直接抑制 Na^+-K^+-ATP 酶的活性,而且肾毒物(如氨基苷类抗生素)也可直接使 Na^+-K^+-ATP 酶活性减弱,这更加重了细胞内 Na^+、水潴留及细胞水肿,妨碍细胞的代谢与功能。当肾细胞水肿,特别是肾毛细血管内皮细胞肿胀,可使血管管腔变窄,血流阻力增加,肾血流量减少。

4.肾血管内凝血

急性肾衰竭患者血液黏度升高,血和尿中纤维蛋白降解产物(FDP)增多,部分患者的肾小球毛细血管内有纤维蛋白和血小板沉积。应用抗凝剂(肝素)对某些急性肾衰竭患者有一定疗效。这些,都提示肾内 DIC 可能在急性肾衰竭的发病机制中起一定作用。

(二)肾小管损伤

1.肾小管细胞损伤的特征

肾小管细胞损伤主要包括坏死性损伤和凋亡性损伤。

(1)坏死性损伤:主要有两种形式,分别为肾小管破裂性损伤和肾毒性损伤。肾小管破裂性损伤表现为肾小管上皮细胞坏死,脱落,基底膜也被破坏,可见于肾中毒和肾持续缺血。肾毒性损伤则主要损伤近球小管,可累及所有肾单位,肾小管上皮细胞呈大片状坏死,但基底膜完整,主要见于肾中毒。然而,有研究报道并非所有的肾持续缺血和肾中毒引起的 ARF 患者都出现这样典型的病理改变,有些没有肾小管上皮细胞坏死。电镜观察显示,肾小球系膜细胞及内皮细胞等在 ARF 时也可出现明显病变。近来的研究证明,除了极少数 ATN 病例(如大剂量氯化汞中毒和严重的持续肾缺血)有广泛的肾小管细胞坏死外,大多数病例以及实验模型均不出现明显的肾小管细胞坏死。即便肾小管发生病理形态改变也十分轻微,如近球小管细胞刷状缘脱落和细胞膜膜蛋白方向性改变等。过去常见的典型病理改变可能与当时尸检材料处理有关。因此,肾缺血和肾中毒对肾小管上皮细胞的损伤更常表现为细胞功能紊乱而不是坏死。如果细胞坏死或出现形态结构病理改变,表明损伤的程度十分严重。

(2)凋亡性损伤:在肾缺血和肾中毒中,细胞凋亡明显增加,而且常发生在远端肾小管。其病理特征表现为微绒毛的消失,细胞核染色质固缩,胞质浓缩,核断裂,出现凋亡小体。在急性缺血性肾衰竭模型,细胞内 DNA 断裂及凋亡小体在再灌流 12 小时即可检出。再灌流 24 小时后,肾小管上皮可出现大量的凋亡小体。

无论是功能紊乱还是结构破坏,肾小管细胞损伤并不均一,有些细胞受损较轻,有些则较重甚至坏死,而另一些则可正常。这种功能或形态结构损伤的异质性或多样性对受损肾小管功能的可复性有重要影响。因为非致死性受损的细胞功能与结构恢复和正常细胞的分化、发育与增生可修复坏死脱落的上皮,从而使肾小管作为器官功能单位的完整性得以恢复。肾小管上皮细胞损伤的程度,尤其是损伤的不均一性不仅受致病因素作用时间与强度的影响,也受多种肾内因素影响,这些因素包括肾脏的氧供应特点,肾小管各段的功能分布特点以及内源性调节因子等(如腺苷、NO 等)。

此外,在肾缺血时,肾小管对肾毒物的敏感性增加;反之,肾毒物也可加重肾缺血损伤,其机制可能包括:①毒物直接引起肾血流动力学变化,导致缺氧性损伤。②毒物引起的膜损伤和线粒体内氧化磷酸化脱耦联,可加重缺氧性细胞损伤。

2.肾小管细胞损伤的发生机制

（1）ATP 合成减少和离子泵失灵：缺血时氧和代谢底物不足，缺血和中毒可致线粒体功能障碍，两者均可引起 ATP 合成减少，生物膜（细胞膜、线粒体膜和肌浆网膜）的离子泵（Na^+-K^+-ATP 酶，Ca^{2+}-Mg^{2+}-ATP 酶）失灵，并造成细胞膜通透性增加。上述这些因素可导致细胞内水和钠潴留、细胞肿胀和细胞内钙超载，使细胞结构及功能严重障碍。

在放射造影剂和肾脏移植诱导的急性肾衰竭，钙超载是致死性细胞损伤的重要原因。急性肾衰竭时细胞内 Ca^{2+} 调节自稳机制出现紊乱，细胞膜 Ca^{2+} 屏障作用受损引起胞内 Ca^{2+} 增加。在肾缺血-再灌注模型中，肾血管平滑肌细胞、肾小球系膜细胞及肾小管细胞内 Ca^{2+} 浓度都明显升高，使用 Ca^{2+} 通道阻滞剂能减轻肾功能障碍。此外，有文献报道，缺血缺氧导致的细胞内 Ca^{2+} 的增加，可激活 Ca^{2+} 依赖性核酸限制性内切酶，将核 DNA 裂解成 $180\sim200$ bp 的片段，造成细胞凋亡。

（2）自由基增多：肾缺血-再灌注时自由基产生增多和清除减少；有些肾毒物，如氯化汞、丁烯二酸等，也可以促进自由基产生。这些改变导致机体氧化-抗氧化失调，自由基在组织和细胞内明显增多，引起细胞膜性结构、蛋白质和细胞内其他成分广泛的脂质过氧化损伤，导致肾脏各种细胞成分受损。

（3）还原型谷胱甘肽减少：还原型谷胱甘肽（reduced glutathione，GSH）具有重要的生理功能：①作为谷胱甘肽过氧化物酶的底物，通过提供还原当量，可将 H_2O_2 还原成水而清除自由基。②通过与膜蛋白反应维持膜蛋白中巯基与二硫化物的正常比例，确保细胞膜功能（如离子转运）和线粒体功能的发挥。③作为细胞保护剂，可防止磷脂酶激活。肾缺血和肾中毒时，肾组织 GSH 显著减少，使细胞抗氧化能力减弱，磷脂酶可被激活，从而破坏细胞的膜性结构乃至细胞溶解。

（4）磷脂酶活性增高：当细胞内 Ca^{2+} 增加和 GSH 减少时，磷脂酶 A_2 活性增高，分解膜磷脂，使细胞骨架结构解体，释放大量脂肪酸，其中花生四烯酸在脂加氧酶和环加氧酶作用下生成的 PG、白三烯（leukotriene，LT）等，可影响血管张力、血小板聚集及肾小管上皮细胞的功能。

（5）细胞骨架结构改变：细胞骨架在维持细胞的正常形态结构、功能和信息转导中发挥重要作用。肾缺血和肾中毒时，由于 ATP 产生减少，细胞骨架可发生明显改变，如调控微绒毛重吸收面积的肌动蛋白（actin）脱耦联，肌丝网与膜的连接破坏,锚蛋白和血影蛋白的相互作用发生改变,这些将导致细胞主体结构及膜极性发生异常,细胞膜面积减少和肾小管上皮连续性破坏。

(6)细胞凋亡的激活:急性肾衰竭时肾小管细胞凋亡明显增加。细胞凋亡是细胞的程序性死亡过程,受多种基因和蛋白的调控。调节细胞凋亡的因素主要包括各种死亡受体如 Fas 和 TNF-α 激活的信号通路,以及线粒体依赖性胱冬裂酶 caspase 机制。近年来,Bcl-2 基因家族、PI_3K/AKT 等多种因子的调控作用引起了学者的关注。Bcl-2 具有抗细胞凋亡的作用。PI_3K 可激活 AKT,后者通过促使 Bcl-2 发生磷酸化、激活 forkhead 蛋白和其他因素而促发其抗细胞凋亡作用。胱冬裂酶-3 则可水解 Bcl-2 蛋白,促发凋亡。此外,还有许多基因参与缺血-再灌注损伤时细胞凋亡的调节,如 $mCd59a$ 基因的缺失可引起缺血-再灌注时更为严重的细胞凋亡、坏死和浸润。

(7)炎性反应与白细胞浸润:近来,在急性肾衰竭研究领域炎性反应在细胞损伤中的作用引起相当的重视。尤其在肾缺血-再灌注损伤过程中,肾小管上皮细胞和肾实质细胞所产生的肿瘤坏死因子(tumor necrosis factor,TNF)、白细胞介素-1(interleukin-1,IL-1)、IL-6、IL-18 等炎性因子和活性氧可以使一些黏附分子如细胞黏附分子-1(intercellular adhesion molecule-1,ICAM-1)、血管黏附分子-1(vascular cell adhesion molecule-1,VCAM-1)以及 P-选择素等的表达增强,从而介导白细胞与内皮细胞的黏附作用。此外,尚可产生趋化因子,并激活补体。在细胞因子、趋化因子和黏附分子的共同作用下,中性粒细胞被激活,并向损伤部位聚集而产生炎性反应。中性粒细胞活化聚集后进一步产生的细胞因子和活性氧则加重细胞损伤。

3.肾小管损伤造成 GFR 持续降低和少尿的机制

(1)肾小管阻塞:ATN 的病理组织切片检查发现,肾小管管腔中被管型和坏死脱落的上皮细胞碎片阻塞,近端小管扩张。在急性肾衰竭动物模型中发现,微穿刺测定的近曲小管内压力比正常升高 3 倍左右,由于管内压升高,从而使肾小球有效滤过压降低而发生少尿。血管内急性溶血、挤压综合征等所引起的ATN,分别为血红蛋白和肌红蛋白管型阻塞。其他如磺胺结晶、尿酸盐结晶等均可阻塞肾小管。目前一般认为,肾小管阻塞可能在某些急性肾衰竭持续少尿中是导致 GFR 降低的重要因素。

(2)原尿返漏:许多临床和实验研究表明,在缺血和中毒所致的急性肾衰竭中可发现肾小管上皮细胞广泛坏死,甚至基底膜断裂,原尿经受损的部位进入间质,并向管周血管系统返漏入血。未进入血管的液体使间质水肿,间质压升高,从而压迫肾小管和管周毛细血管。这不仅加重肾小管阻塞和进一步降低 GFR，而且还使肾血流进一步减少，并加重肾损害，形成恶性循环。在人类严重的急性肾衰竭中，有20％～50％存在肾小管原尿返漏；但在轻度急性肾衰竭中，也可无此返漏现象。因此，一般认为在某些急性肾衰竭中，原尿返漏对持续少尿的发生机制有较大的意义。

(三)肾小球超滤系数降低

肾缺血和肾中毒时肾小球超滤系数(K_f)明显降低，也是 GFR 降低的机制之一。肾缺血或肾中毒促进许多内源性及外源性的活性因子释放，如血管紧张素Ⅱ和其他缩血管物质，可使肾小球系膜细胞收缩，从而导致肾小球血管阻力增加以及肾小球滤过面积减小，引起 K_f 降低；用微穿刺法证明，庆大霉素等氨基糖苷类抗生素所致的急性肾衰竭，超滤系数下降 50％；硝酸铀等毒物也可直接促使肾小球系膜细胞收缩，导致 K_f 降低；严重的肾缺血或缺血-再灌注损伤，也可造成肾小球滤过膜结构破坏，K_f 减低。

总之，肾缺血和肾中毒等因素导致的肾血管及血流动力学改变、肾小管损伤和肾小球超滤系数降低，是 ATN 引起的少尿型急性肾衰竭的主要发病机制(图 5-1)。

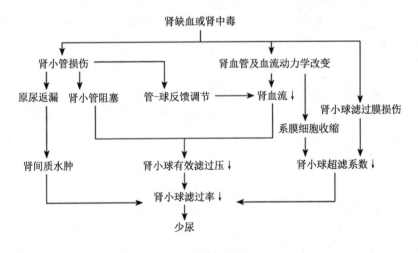

图 5-1　ATN 引起的少尿型急性肾衰竭的主要发病机制

四、急性肾衰竭的发病过程及功能代谢变化

(一)少尿型和非少尿型急性肾衰竭的发病过程不同

1.少尿型急性肾衰竭的发病过程

少尿型急性肾衰竭的发病过程包括少尿期、多尿期和恢复期三个阶段。

（1）少尿期：在缺血、创伤、毒物等损害因素侵袭后 1～2 天内出现少尿。此期一般持续 1～2 周。持续时间越短，预后越好。少尿期超过 1 个月，常表示肾脏损害严重，肾功能较难恢复。

（2）多尿期：当尿量增加到每天＞400 mL 时标志着患者已进入多尿期，说明病情趋向好转，尿量逐日增加，经5～7 天达到多尿高峰，每天尿量可达 2 000 mL 或更多。按一般规律，少尿期体内蓄积水分和尿素氮越多，多尿期尿量也越多。多尿期平均持续约 1 个月。

多尿期产生多尿的机制有：①肾血流量和肾小球滤过功能逐渐恢复，而损伤的肾小管上皮细胞虽已开始再生修复，但其浓缩功能仍然低下，故发生多尿。②原潴留在血中的尿素等物质从肾小球大量滤出，从而引起渗透性利尿。③肾小管阻塞被解除，肾间质水肿消退。

（3）恢复期：多尿期过后，肾功能已显著改善，尿量逐渐恢复正常，血尿素氮和血肌酐基本恢复到正常水平。肾功能恢复正常需 3 个月至 1 年的时间。一般来说，少尿期越长，肾功能恢复需要的时间也越长。此期经严格检查仍有一部分患者遗留不同程度的肾功能损害。

2.非少尿型急性肾衰竭

非少尿型急性肾衰竭，系指患者在进行性氮质血症期内每天尿量持续在 400 mL 以上，甚至可达1 000～2 000 mL。近年来，非少尿型急性肾衰竭有增多趋势，其原因在于。

（1）血、尿生化参数异常的检出率提高。

（2）药物中毒性急性肾衰竭的发病率升高，如氨基糖苷类抗生素肾中毒常引起非少尿型急性肾衰竭。

（3）大剂量强效利尿药及肾血管扩张剂的预防性使用，使此类患者尿量不减。

（4）危重患者的有效抢救与适当的支持疗法。

（5）与过去的诊断标准不同，过去常把内环境严重紊乱并需透析治疗作为诊断标准，目前采用血肌酐进行性增高来判断急性肾衰竭。由于上述综合因素使非少尿型急性肾衰竭的发病率或检出率明显增加。

（二）急性肾衰竭的功能代谢变化

1.少尿型急性肾衰竭的功能代谢变化

少尿期：此期是急性肾衰竭病情最危重的时期，不仅尿量显著减少，而且还伴有严重的内环境紊乱，常有以下主要的功能代谢变化。

(1)尿的变化如下。①尿量锐减：发病后尿量迅速减少而出现少尿或无尿。少尿的发生，是由于肾血流减少、肾小管损害及超滤系数降低等因素综合作用所致（参阅前文的急性肾衰竭发病机制部分）。②尿成分改变：尿比重低（<1.015，常固定于1.010～1.012之间），尿渗透压<350 mmol/L，尿钠含量>40 mmol/L（正常<20 mmol/L），尿肌酐/血肌酐比值降低，尿钠排泄分数（FENa）升高。这些变化均与肾小管损害有关。另外，尿常规检查可发现明显异常改变。因此，功能性急性肾衰竭和由ATN引起的肾性急性肾衰竭虽然都有少尿，但尿液成分有本质上的差异，这是临床鉴别诊断的重要依据（表5-3）。尿钠排泄分数公式：

$$尿钠排泄分数 = \frac{尿钠/血钠}{尿肌酐/血肌酐} \times 100$$

表5-3　两种急性肾衰竭的主要区别

尿指标	肾前性肾衰竭	ATN少尿期
标比重	>1.020	<1.015
尿渗透压（mmol/L）	>500	<350
尿钠（mmol/L）	<20	>40
尿肌酐/血肌酐	>40	<20
尿钠排泄分数	<1	>2
尿常规	正常	坏死脱落的上皮细胞、红细胞和白细胞、各种管型、尿蛋白
甘露醇实验	尿量增多	尿量不增

注：尿钠排泄分数（FENa）

(2)水中毒：由于尿量减少，体内分解代谢加强以致内生水增多以及因治疗不当输入葡萄糖溶液过多等原因，可发生体内水潴留并从而引起稀释性低钠血症。除可发生全身软组织水肿以外，水分还可向细胞内转移而引起细胞内水肿。严重时可发生脑水肿、肺水肿和心力衰竭，为急性肾衰竭的常见死因之一。因此对急性肾衰竭患者，应严密观察和记录出入水量，严格控制补液速度和补液量。

(3)电解质改变如下。①高钾血症：这是急性肾衰竭最危险的并发症，常为少尿期致死的原因。患者即使不从体外摄入钾亦常出现高钾血症。高钾血症的主要原因有：尿量减少和肾小管损害使钾随尿排出减少；组织破坏，释放大量钾至细胞外液；酸中毒时，H^+从细胞外液进入细胞，而K^+则从细胞内溢出至细胞外液。如果再加上摄入含钾量高的饮食、或服用含钾或保钾药物、输入库存血液，则更会迅速发生高钾血症。高钾血症可引起心脏传导阻滞和心律失常，严重时可导致心室纤维颤动或心脏停搏。②高镁血症：高镁血症的原因与高钾血症的原因相似,主要也是因为镁随尿排出减少以及组织破坏时细胞内镁释出至细胞外液中。高镁血症可抑制心血管和神经系统的功能。ATN 时的某些中枢神经系统的症状可能与高镁血症有关。③高磷血症和低钙血症:由于肾排磷功能受损,常有高磷血症,尤其是广泛组织创伤、横纹肌溶解等高分解代谢患者,血磷可高达 $1.9\sim2.6$ mmol/L($6\sim8$ mg/dL)。由于高磷血症,肾生成 $1,25\text{-}(OH)_2D_3$ 及骨骼对 PTH 的钙动员作用减弱,因而,低钙血症也较常见。但因同时有酸中毒存在,血中游离 Ca^{2+} 常不降低,故临床上很少出现低钙症状。若在纠正酸中毒之前不补充钙,则在纠正之后可发生低钙性手足搐搦。④代谢性酸中毒:因肾脏排酸保碱功能障碍,GFR 降低以及体内分解代谢加强,使酸性代谢产物(硫酸、磷酸和氧化不全的有机酸)在体内蓄积,引起代谢性酸中毒。酸中毒可抑制心血管系统和中枢神经系统的功能,促进高钾血症的发生,使病情更为严重。⑤氮质血症:血中尿素、肌酐、尿酸、肌酸等非蛋白含氮物质的含量显著增高,称为氮质血症。其发生机制主要是由于肾脏不能充分排出体内蛋白质代谢产物。感染、中毒、组织破坏还会迅速增加血尿素氮和肌酐水平,每天尿素氮可升高达 $3.6\sim10.7$ mmol/L($10\sim30$ mg/dL),肌酐可增加 $88.4\sim176.8$ μmol/L($1\sim2$ mg/dL),严重时可以发生尿毒症。有学者认为,与日俱增的进行性血尿素氮和血肌酐升高,是诊断急性肾衰竭的可靠依据。

多尿期:在多尿期早期,因肾小管功能未恢复,GFR 仍然低于正常,因而氮质血症、高钾血症和代谢性酸中毒等还不能立即得到改善。至多尿期后期,这些变化才能逐渐恢复正常,但可因多尿而引起脱水、低钾血症、低钠血症,故应注意补充水和电解质。

恢复期:1 年后约 2/3 患者的 GFR 较正常低 $20\%\sim40\%$,肾小管浓缩功能及酸化功能也低于正常。影响肾功能恢复的因素主要与引起急性肾衰竭的病因或原发病的病种和严重程度、患者的年龄、并发症以及治疗措施等有关。

2.非少尿型急性肾衰竭的功能代谢变化

非少尿型急性肾衰竭时,GFR 下降程度比肾小管损伤相对较轻,肾小管部分功能还存在,但尿浓缩功能障碍,所以尿量较多,尿钠含量较低,尿比重也较低。尿沉渣检查细胞和管形较少。然而,非少尿型急性肾小管坏死患者 GFR 的减少,已足以引起氮质血症,但因尿量不少,故高钾血症较为少见。其临床症状也较轻。病程相对较短。发病初期尿量不减少,也无明显的多尿期;恢复期从血尿素氮和肌酐降低时开始。其病程长短也与病因、患者年龄及治疗措施等密切相关。一般肾功能完全恢复也需数月。

少尿型与非少尿型急性肾衰竭可以相互转化,少尿型经利尿或脱水治疗有可能转化为非少尿型;而非少尿型如果忽视而漏诊或治疗不当,可转变为少尿型,表示预后不良。

五、急性肾衰竭的防治原则

急性肾衰竭的预防与治疗可分为3个环节:急性肾衰竭的一级预防,即在急性肾衰竭的高危人群中采取预防措施;出现急性肾衰竭后的早期发现及支持治疗;急性肾衰竭的病因治疗。

(一)积极治疗原发病或控制致病因素

首先是尽可能明确引起急性肾衰竭的病因,采取措施消除病因。如解除尿路阻塞,解除肾血管的阻塞,尽快清除肾的毒物,纠正血容量不足,抗休克等;合理用药,避免使用对肾脏有损害作用的药物。

(二)纠正内环境紊乱

急性肾小管坏死虽然病情严重,但病变多为可逆,故应积极抢救。

1.水和电解质紊乱

在少尿期应严格控制体液输入量,以防水中毒发生。多尿期注意补充水和钠、钾等电解质,防止脱水、低钠和低钾血症。

2.处理高钾血症

限制含钾丰富的食物及药物;给予钾离子拮抗剂;注射高渗葡萄糖和胰岛素,促进 K^+ 自细胞外进入细胞内;采用透析治疗。

3.控制氮质血症

可采用滴注葡萄糖以减轻体内蛋白质的分解代谢;静脉内缓慢滴注必需氨基酸,以促进蛋白质合成,降低尿素氮产生的速度,并加快肾小管上皮细胞的再生;以透析疗法排除非蛋白氮物质。

4.透析治疗

透析疗法包括血液透析和腹膜透析两种。

(1)血液透析疗法(人工肾):血液透析疗法(是根据膜平衡原理,将尿毒症患者血液与含一定化学成分的透析液同时引入透析器内,在透析膜两侧流过,两侧可透过半透膜的分子便作跨膜移动,达到动态平衡。从而使尿毒症患者体内蓄积的毒素得到清除;而人体所需的某些物质也可从透析液得到补充。

(2)腹膜透析:腹膜透析其基本原理与血液透析法相同,但所利用的半透膜就是腹膜,而非人工透析膜。将透析液注入腹膜腔内,并定时更新透析液,便可达到透析的目的。

(三)抗感染和营养支持

1.抗感染治疗

感染是急性肾衰竭常见的原因之一,急性肾衰竭又极易合并感染,因而抗感染治疗极为重要。在应用抗生素时应避免肾毒性。

2.饮食与营养

补充营养可维持机体的营养供应和正常代谢,有助于损伤细胞的修复和再生,提高存活率。对于高分解代谢、营养不良和接受透析的患者要特别注意蛋白质摄入量。不能口服的则需要全静脉营养支持。

第三节　慢性肾衰竭

一、概述

美国肾脏病基金会和肾脏病患者预后及生存质量将慢性肾脏病(CKD)定义为肾脏损害和/或 GFR 下降<60 mL/(min·1.73 m²),持续 3 个月以上。据此,2001 年 K-DOQI 按照 GFR 水平将 CKD 分为 5 期(表 5-4),代替了慢性肾衰竭(chronic renal failure,CRF)传统的 4 期临床分期。新的 CKD 分期将 CKD 易患因素、启动因素、进展和并发症的因素、是否接受替代治疗等纳入分期以便早期干预,延缓慢性肾衰竭的发展,减少并发症。

表 5-4　CKD 的分期

分期	描述	GFR[mL/(min·1.73 m²)]	相关术语
1	肾损伤,GFR 正常或↑	≥90	清蛋白尿、蛋白尿、镜下血尿
2	肾损伤,GFR 轻度↓	60~89	清蛋白尿、蛋白尿、镜下血尿
3	GFR 中度↓	30~59	慢性肾衰竭、早期肾功能不全
4	GFR 重度↓	15~29	慢性肾衰竭、晚期肾功能不全、ESRD 前
5	肾衰竭	<15 或透析	肾衰竭、尿毒症、ESRD

慢性肾衰竭常常是肾脏以及肾脏相关疾病的最终归宿,是指各种病因作用于肾脏,使肾单位慢性进行性、不可逆性破坏,导致肾功能渐进性不可逆性减退,

直至功能丧失所导致的以内环境紊乱和内分泌失调为特征的临床综合征。从原发病到肾衰竭，短则数月，长则数年。若不及时治疗，GFR 降至 15 mL/(min·1.73 m²)，肾小球硬化，肾间质纤维化，并出现尿毒症症状和体征，需要进行透析或肾移植治疗，进展为终末期肾脏病(end stage renal disease, ESRD)。

二、慢性肾衰竭的病因和发病机制

(一)慢性肾衰竭的病因

慢性肾衰竭是多种肾脏疾病晚期的最终结局。凡是能引起肾单位慢性进行性破坏的疾病均能引起慢性肾衰竭，包括原发性肾脏病和继发性肾脏病。引起慢性肾衰竭的原发性肾脏疾病包括原发性肾小球肾炎、继发性肾小球肾炎、慢性间质性肾炎等。继发于全身性疾病的肾损害如糖尿病肾病、高血压性肾损害、高血脂、肥胖相关性肾损害等。慢性肾衰竭的病因因国家、地区、民族有所不同。在我国原发性肾小球疾病是导致终末期肾病的第一位原因，而经济发达国家 CKD 的重要构成是糖尿病肾病、高血压性及高血脂、肥胖相关肾损害。

(二)慢性肾衰竭的主要发病机制

当功能性肾单位数量减少后，残存的肾单位形态和功能上会出现代偿性变化。代偿早期可以弥补肾单位减少带来的肾功能减退，以维持肾功能在正常范围。如持续代偿、代偿过度则残存肾单位可进一步损毁，肾功能进行性减退。如果 GFR 将至正常的 25%，即使解除原发病的始动因素，也不可避免地走向 ESRD。

人们对慢性肾脏病进展、慢性肾衰竭的发病机制，先后提出了各种各样的假说"尿毒症毒素学说""完整肾单位学说""矫枉失衡学说""肾小球高滤过学说""脂质代谢紊乱学说""肾小管高代谢学说"等，但没有一种学说能完整地解释其全部的发病过程。近30年，随着分子生物学的飞速发展及其在肾脏病领域的应用，加深了人们对慢性肾衰竭发生机制的认识，已有的学说不能得到补充和纠正，新的学说不断涌现，特别是逐渐认识了各种生长因子和血管活性物质在慢性肾衰竭进展中的作用，又有学者提出了"尿蛋白学说""慢性酸中毒学说"等。有些假说是针对肾小球病变，有些则重点解释肾小管间质纤维化的机制。实际上，ESRD病理改变呈现肾小球硬化和肾间质纤维化的特征。生理情况下，肾小球与肾功能存在精确的"球-管反馈"，以维持正常的肾功能和内环境的稳定。病理条件下，两者则互为因果、相互影响。若以肾小球病变为主，硬化的肾小球周围将存在肾小管萎缩和间质纤维化;以肾小管病变为主时,在萎缩的肾小管及纤维化的肾间质病变区的中央往往存在硬化的肾小球。介导肾小球硬化与肾小管间质纤维化的机制有所差异,却相互重叠,不能截然分开。下面简要介绍几个关于慢性肾衰竭的发病机制假说。

1.健存肾单位学说

20世纪60年代初 Bricker 提出健存肾单位假说,认为各种损害肾脏的因素持续不断地作用于肾脏,造成病变严重部分的肾单位功能丧失,而另一部分损伤较轻或未受损伤的"残存"或"健存"肾单位则仍可保持功能。其中某些受损肾单位的肾小球与肾小管功能成比例地降低,但两个或两个以上受损肾单位功能之和,仍可相当于一个完整的肾单位。"健存"肾单位通过加倍工作代偿以适应机体的需要,维持体液和内环境稳定,因而出现代偿性肥大和滤过功能增强。实验研究表明,病侧肾小球滤过率降至35%,健侧肾小球滤过率则增加11%,故肾小球滤过率降低至50%时,血尿素氮和血肌酐仍可保持在正常水平。随着疾病的进展,健存的肾单位日益减少,即使加倍工作也无法代偿时,临床上即出现肾功能不全的症状。因此,健存肾单位的多少,是决定慢性肾衰竭发展的重要因素。

2.肾小球高滤过学说

20世纪80年代初,Brenner 等对大鼠作5/6肾切除,微穿刺研究证实残余肾的单个肾单位肾小球滤过率(single nephron GFR,SNGFR)增高(高滤过)、血浆流量增高(高灌注)和毛细血管跨膜压增高(高压力)即著名的"三高学说"或"肾小球高滤过学说"。当处于高压力、高灌注、高滤过的血流动力学状态下,肾小球可显著扩展,进而牵拉系膜细胞。应用体外培养的系膜细胞观察到,周期性机械性牵拉系膜细胞,系膜细胞增加细胞外基质的合成聚集,再加以高血流动力学引起肾小球细胞形态和功能的异常,又会使肾小球进行性损伤,最终发展为不可逆的病理改变即肾小球硬化。另外,肾小球上皮细胞是一种高度分化的终末细胞,出生后在生理情况下它不再增殖。当肾小球处于高血流动力学状况下,可发生局部毛细血管襻的扩张,及至整个肾小球的扩张和肥大。但肾小球上皮细胞不能增殖,与肾小球容积增加和毛细血管扩张很不适应,上皮细胞足突拉长、变薄和融合,甚至与肾小球基底膜(GBM)分离,形成局部裸露的 GBM,裸露的GBM 处毛细血管跨膜压骤增,大大增加了大分子物质的滤过,引起大量蛋白尿。严重的上皮细胞损伤,GBM 裸露及毛细血管扩张,可引起肾小球毛细血管襻塌陷,最后导致局灶、节段性肾小球硬化发生。肾小球纤维化和硬化将进一步破坏健存肾单位,从而促进肾衰竭。肾小球过度滤过是慢性肾衰竭发展至尿毒症的重要原因之一。

3.矫枉失衡学说

20世纪70年代Bricker等提出矫枉失衡学说使健存肾单位学说得到补充。该学说认为,某些引起毒性作用的体液因子,其浓度增高并非都是肾清除减少所致,而是肾小球滤过率降低时机体的一种代偿过程,或称"矫枉"过程。而在矫枉过程中出现了新的失衡,使机体进一步受损。

慢性肾衰竭时,甲状旁腺激素(PTH)水平升高是说明矫枉失衡学说的一个例子。当肾小球滤过率下降时,尿磷排泄减少,出现血磷增高和血钙下降。后者使PTH分泌增加促进尿磷排泄,从而纠正高磷血症。当肾小球滤过率进一步下降时,再次出现高磷血症,机体仍进一步增加PTH的分泌,如此循环,使血浆PTH水平不断增高,最终发生继发性甲状旁腺功能亢进,使肾小管间质钙、磷沉积增多和进行性损害,从而引起肾单位的进行性破坏。这种持续性的体液因子(PTH)异常除影响肾小管功能外,也可造成机体其他系统功能失调。例如,PTH增高使溶骨活动增强引起肾性骨营养不良,以及软组织坏死、皮肤瘙痒与神经传导障碍等发生。因此,这种矫枉失衡使肾单位破坏进一步加剧,加重内环境紊乱,甚至引起多器官功能失调,加重慢性肾衰竭发展。

4.肾小管高代谢学说

近年来,肾小管间质病变引起的进行性肾损害引起了人们的广泛重视。研究认为,在慢性肾衰竭进展过程中,肾小管并不是处于被动的代偿适应或单纯受损状态,而是直接参与肾功能持续减低的发展过程。其中,肾小管高代谢已为动物实验所证实,当大鼠切除5/6肾后,其残余肾单位氧耗量相当于正常大鼠的3倍。其机制可能是多方面的,如可能与残余肾单位生长因子增加、溶质滤过负荷增加、脂质过氧化作用增强、多种酶活性增加、Na^+-H^+反向转运亢进和细胞内Na^+流量增多有关。肾小管的高代谢可引起剩余肾单位内氧自由基生成增多,自由基清除剂(如谷胱甘肽)生成减少,进一步引起脂质过氧化作用增强,进而导致细胞和组织的损伤,使肾单位进一步丧失。

此外,间质淋巴-单核细胞的浸润并释放某些细胞因子和生长因子,亦可导致小管-间质损伤,并刺激间质成纤维细胞,加快间质纤维化的过程。

5.蛋白尿学说

现已公认,决定肾脏病预后的主要因素是肾小管-间质性损害而非肾小球病变,除了上面提到肾小管高代谢学说可引起肾小管-间质损害以外,近年来,尿蛋白在肾小管-间质损害中的作用逐渐引起人们的重视,临床和实验研究均证实尿蛋白作为一个独立的因素直接同肾功能损害程度正相关,有学者称之为"蛋白尿学说"。蛋白尿特别是大量蛋白尿,可以通过介导肾小管上皮细胞释放蛋白水解酶,引起免疫反应,造成肾单位梗阻,促进氮质代谢产物产生以及对肾小管上皮细胞的直接毒性等多种机制导致肾间质纤维化、肾小管萎缩。蛋白尿也可激活肾内补体级联反应,通过行成补体攻击复合物与特异受体相互作用从而导致肾脏损伤。

三、慢性肾衰竭的发病过程

最新的 CKD 临床分期是以 GFR 的指标为依据的。不难看出,CKD 进展到 3 期以后患者将出现慢性肾衰竭的临床表现,所以慢性肾衰竭的病程也是进行性加重的。

(一)肾脏损伤伴 GFR 正常或上升

虽然多种病因作用于肾脏,肾脏可有血(或)尿成分异常,但由于肾脏具有强大的代偿适应能力,GFR>90 mL/(min·1.73 m²),故可在相当长的时间内维持肾功能于临界水平,使肾脏的排泄与调节水、电解质及酸碱平衡的功能维持正常,保持内环境相对稳定而不出现肾功能不全的征象。

(二)肾脏损伤伴 GFR 轻度下降

GFR 处于 60~89 mL/(min·1.73 m²)时,肾脏仍能保持良好的排泄和调节功能,肾脏有血(或)尿成分异常,无明显临床症状,但肾单位不能耐受额外的负担。一旦发生感染、创伤、失血及滥用肾血管收缩药等导致组织蛋白分解加强而加重肾负担,或因肾血流量减少,肾小球滤过率进一步降低,均可诱发进入 GFR 的进一步降低。

(三)GFR 中度下降

GFR 处于 30~59 mL/(min·1.73 m²)时,肾排泄和调节功能下降,患者即使在正常饮食条件下,也可出现轻度的氮质血症和代谢性酸中毒。肾浓缩功能减退,可有夜尿和多尿。另外还可出现轻度贫血、乏力和食欲减退等临床症状。

(四)GFR 严重下降

GFR 下降至 15~29 mL/(min·1.73 m²)时,患者出现明显的氮质血症、代谢性酸中毒、高磷血症和低钙血症、高氯及低钠血症,亦可有轻度高钾血症,夜尿多,并出现严重贫血及尿毒症部分中毒症状如恶心、呕吐和腹泻等。

(五)ESRD 肾衰竭

GFR<15 mL/(min·1.73 m²),大量毒性物质在体内积聚,出现全身性严重中毒症状,并出现继发性甲状旁腺功能亢进症,有明显水、电解质和酸碱平衡紊乱,常发生肾毒性脑病和多器官功能障碍和物质代谢紊乱,需进行肾脏替代治疗。

四、慢性肾衰竭时机体的功能代谢变化

(一)机体内环境稳态失衡

1.泌尿功能障碍

(1)尿量的变化。

夜尿:正常成人每天尿量约为 1 500 mL,白天尿量约占总尿量的 2/3,夜间尿量只占 1/3。慢性肾衰竭患者,早期即有夜间排尿增多的症状,夜间尿量和白天尿量相近,甚至超过白天尿量,这种情况称之为夜尿。

多尿:每 24 小时尿量超过 2 000 mL 时称为多尿。这是慢性肾衰竭较常见的变化,其发生机制是:①残存的有功能肾单位血流量增多,滤过的原尿量超过正常量,且在通过肾小管时因其流速加快,与肾小管接触时间缩短,重吸收减少。②在滤出的原尿中,溶质(尤其是尿素)浓度较高,可引起渗透性利尿。③髓襻和远端小管病变时,因髓质渗透梯度被破坏以及对抗利尿激素的反应降低,以致尿液浓缩能力减低。

在慢性肾衰竭时,多尿的出现能排出体内一部分代谢产物(如 K⁺ 等),有一定代偿意义,但此时由于肾单位广泛破坏,肾小球滤过面积减小,滤过的原尿总量少于正常,不足以排出体内不断生成的代谢产物。因此,在出现多尿的同时,血中非蛋白氮(NPN)仍可不断升高,这是由于此种多尿是因未经浓缩或浓缩不足。

少尿:当肾单位极度减少时,尽管残存的尚有功能的每一个肾单位生成尿液仍多,但 24 小时总尿量还是少于 400 mL。

(2)尿渗透压的变化:因测定方法简便,临床上常以尿比重来判定尿渗透压变化。正常尿比重为1.003～1.030。慢性肾衰竭早期,肾浓缩能力减退而稀释功能正常,出现低比重尿或低渗尿。慢性肾衰竭晚期,肾浓缩功能和稀释功能均丧失,以致尿比重常固定在 1.008～1.012,尿渗透压为 260～300 mmol/L,因此值接近于血浆晶体渗透压,故称为等渗尿。

慢性肾衰竭晚期等渗尿的出现,表明患者对水的调节能力很差,不能适应水

负荷的突然变化,易发生水代谢紊乱:在摄水不足或由于某些原因丢失水过多时,因肾对尿浓缩功能丧失,易引起血容量减低;当摄水过多时,因肾无稀释能力,又可导致水潴留和低钠血症。因此,应严格控制液体摄入量。

(3)尿成分的变化:慢性肾衰竭时,由于肾小球滤过膜通透性增强,致使肾小球滤出蛋白增多,和/或肾小管对原尿中蛋白质重吸收减少,出现轻度至中度蛋白尿。肾小球严重损伤时,尿中还可有红细胞和白细胞。在肾小管内尚可形成各种管型,随尿排出,其中以颗粒管型最为常见。

2.氮质血症

慢性肾衰竭时,由于肾小球滤过下降导致含氮的代谢终产物,如尿素、肌酐、尿酸等在体内蓄积,因而血中非蛋白氮(non-protein nitrogen,NPN)含量增高(>28.6 mmol/L,相当于>40 mg/dL),称为氮质血症。

(1)血浆尿素氮:慢性肾衰竭患者血浆尿素氮(blood urea nitrogen,BUN)的浓度与肾小球滤过率的变化密切相关,但不呈线性关系。肾小球滤过率减少到正常值的50%时,BUN含量仍未超出正常范围。当肾小球滤过率降至正常值20%以下时,BUN可高达71.4 mmol/L(200 mg/dL)以上。由此可见,BUN浓度的变化并不能平行地反映肾功能变化,只有在较晚期才较明显地反映肾功能损害程度。BUN值还受外源性(蛋白质摄入量)与内源性(感染、肾上腺皮质激素的应用、胃肠出血等)尿素负荷的大小影响,因此,根据BUN值判断肾功能变化时,应考虑这些尿素负荷的影响。

(2)血浆肌酐:血浆肌酐含量与蛋白质摄入量无关,主要与肌肉中磷酸肌酸分解产生的肌酐量和肾排泄肌酐的功能有关。其含量改变在慢性肾衰竭早期也不明显,只是在晚期才明显升高。临床上常同时测定血浆肌酐浓度和尿肌酐排泄率,根据计算的肌酐清除率(尿中肌酐浓度×每分钟尿量/血浆肌酐浓度)反映肾小球滤过率。肌酐清除率和肾的结构改变,如纤维性变、功能肾单位数减少等也有很大关系。因此,在某种意义上,肌酐清除率代表仍具有功能的肾单位数目。

(3)血浆尿酸氮:慢性肾衰竭时,血浆尿酸氮虽有一定程度的升高,但较尿素、肌酐为轻。这主要与肾远曲小管分泌尿酸增多和肠道尿酸分解增强有关。

3.酸碱平衡和电解质紊乱

(1)代谢性酸中毒:在慢性肾衰竭的早期,肾小管上皮细胞氨生成障碍,与尿中H^+结合减少,尿液酸化障碍。同时PTH继发性分泌增多,抑制近曲小管上皮细胞碳酸酐酶活性,使H^+分泌减少,H^+-Na^+交换障碍,造成$NaHCO_3$重吸收减少。此外 Na$^+$ 随水经尿排出增多,使细胞外液容量降低,从而激活肾素-血管紧张素-醛固酮系统,使来自饮食中的 NaCl 潴留,引起血氯增高,结果发生 AG 正常型高血氯性酸中毒。

在严重慢性肾衰竭患者,其肾小球滤过率降低至正常人的 20% 以下时,体内酸性代谢产物特别是硫酸、磷酸等在体内积蓄,H$^+$ 在体内大量积聚,每天可达 20～40 mmol。此时 HCO$_3^-$ 浓度下降,Cl$^-$ 浓度无明显变化,则形成 AG 增高型正常血氯代谢性酸中毒。

(2)钠代谢障碍:正常肾脏可以依靠调节肾小球滤过及肾小管的重吸收维持钠离子代谢平衡。慢性肾衰竭早期,由于 GFR 和肾小管重吸收功能虽然都减低,但两者之间处于暂时的平衡状态,故血钠水平在较长时间内仍可保持正常。

随着慢性肾衰竭的进展,有功能的肾单位进一步破坏,肾贮钠能力降低。如果钠的摄入不足以补充肾丢失的钠,即可导致机体钠总量的减少和低钠血症。其发生原因主要有。

通过残存肾单位排出的溶质(如尿素、尿酸、肌酐)增多,产生渗透性利尿作用,使近曲小管对水重吸收减少,而钠随水排出增多。同时残存肾单位的尿流速加快,妨碍肾小管对钠的重吸收。

体内甲基胍的蓄积可直接抑制肾小管对钠的重吸收。

呕吐、腹泻等可使消化道丢失钠增多。这些原因不仅引起低钠血症,还同时伴有水的丢失,造成血容量减少,导致肾血流量降低,残存肾单位的 GFR 下降,肾功能进一步恶化,甚至出现明显的尿毒症。

慢性肾衰竭晚期,肾已丧失调节钠的能力,常因尿钠排出减少而致血钠增高。如摄钠过多,极易导致钠、水潴留,水肿和高血压。

(3)钾代谢障碍:慢性肾衰竭患者只要尿量不减少,血钾可以长期维持正常。醛固酮代偿性分泌增多、肾小管上皮和集合管泌钾增多以及肠道排钾增加可维持血钾在正常水平。

由于慢性肾衰竭时尿中排钾量相对固定,和摄入量无关,因此一旦钾摄入量与排泄速度不平衡则很容易导致血钾水平异常。如严重酸中毒、急性感染、应用钾盐过多或急性并发症引起少尿,可很快发展成致命的高钾血症。而当患者进食甚少或伴有腹泻,则可出现严重的低钾血症。不论高钾血症或低钾血症均可影响神经肌肉和心脏功能,严重时可危及生命。

(4)镁代谢障碍:慢性肾衰竭患者的肾小球滤过率<30 mL/min 时,镁排出就可减少而引起血镁升高。常表现为恶心、呕吐、全身乏力、血管扩张、中枢神经

系统抑制等。当血清镁浓度＞3 mmol/L时可导致反射消失、呼吸麻痹、神志昏迷和心跳停止等。慢性肾衰竭患者很难排泄过量的镁,应当避免使用含镁的药物治疗,防止严重的高镁血症。

(5)钙和磷代谢障碍:慢性肾衰竭往往伴有高磷血症和低钙血症。

高磷血症:人体正常时有 60%～80%磷由尿排出。在慢性肾衰竭早期,尽管肾小球滤过率下降,可引起血磷浓度上升,但为维持钙磷乘积不变,血中游离 Ca^{2+} 减少,进而刺激甲状旁腺分泌 PTH,后者可抑制肾小管对磷的重吸收,使尿磷排出增多而维持血磷浓度在正常范围内。到慢性肾衰竭晚期,由于肾小球滤过率极度下降(＜30 mL/min),继发性增多的 PTH 不能使磷充分排出,血磷水平明显升高。同时 PTH 的增多又增强溶骨活动,促使骨磷释放增多,从而形成恶性循环,导致血磷水平不断上升。

低钙血症:其原因有以下几类。①血磷升高:为维持血浆[Ca]×[P]乘积不变,在慢性肾衰竭出现高磷血症时,必然会导致血钙下降。②维生素 D 代谢障碍:肾功能受损使肾小管合成 $1,25\text{-}(OH)_2D_3$ 减少,影响肠道对钙的吸收。③肠道钙吸收减少:血磷增高使磷从肠道排出增多,在肠内与食物中的钙结合成难溶的磷酸钙排出,导致钙吸收减少;此外体内某些毒性物质的滞留使小肠黏膜对钙的吸收减少。

慢性肾衰竭患者血钙降低很少出现手足搐搦,主要因为患者常伴有酸中毒,使血中结合钙趋于解离,故而游离钙浓度得以维持。同时 H^+ 对神经肌肉的应激性具有直接抑制作用,因此在纠正酸中毒要注意防止低钙血症引起的手足搐搦。

(二)多系统并发症

1.肾性骨营养不良

肾性骨营养不良又称肾性骨病,是指慢性肾衰竭时,由于钙磷及维生素 D 代谢障碍、继发性甲状旁腺功能亢进、酸中毒、铝中毒等所引起的骨病。可发生儿童的肾性佝偻病、成人的纤维性骨炎、骨软化、骨质疏松和骨硬化等(图 5-2)。

(1)钙磷代谢障碍和继发性甲状旁腺功能亢进:慢性肾衰竭患者由于高血磷及低血钙,可刺激甲状旁腺引起继发性甲状旁腺功能亢进,分泌大量 PTH,使骨质生成与改建活动加强,导致骨质疏松和硬化,因此亦常将 PTH 所致的肾性骨营养不良为高代谢性骨病。

(2)维生素 D 代谢障碍:$1,25\text{-}(OH)_2D_3$ 具有促进骨盐沉着及肠吸收钙的作用。在慢性肾衰竭时,由于有功能的肾单位减少以及肾小管内磷浓度增加而使

$1,25$-$(OH)_2D_3$ 生成减少,导致骨盐沉着障碍而引起骨软化症;同时,肠吸收钙减少,使血钙降低,从而导致继发性甲状旁腺功能亢进而引起纤维性骨炎。

(3)酸中毒:慢性肾衰竭时,多伴有长时间持续的代谢性酸中毒,可通过以下机制促进肾性骨营养不良的发生。①由于体液中$[H^+]$持续升高,于是动员骨盐来缓冲,促进骨盐溶解。②酸中毒干扰 $1,25$-$(OH)_2D_3$ 的合成。③酸中毒干扰肠吸收钙。

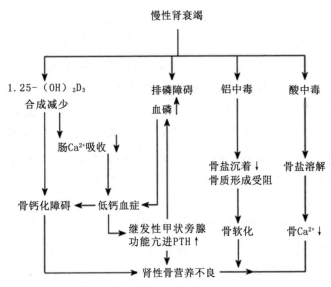

图 5-2　**肾性骨营养不良的发生机制**

(4)铝中毒:慢性肾衰竭时,肾排铝功能减弱,当服用铝剂时,铝被吸收并在体内潴留,发生铝中毒。铝可直接抑制骨盐沉着和抑制 PTH 分泌,干扰骨质形成过程,导致骨软化,因此也有人将铝中毒所致的骨病称为低代谢性骨病。此外,铝在骨内沉积可抑制成骨细胞的功能,使骨质形成受阻,引起再生障碍性骨病,而$1,25$-$(OH)_2D_3$减少也可促进铝在骨内沉积,加重骨质软化。

2.肾性高血压

由肾脏疾病引起的高血压称为肾性高血压。属于继发性高血压中最常见者。ESRD 需要透析维持生命的患者几乎均伴发高血压。引发肾性高血压的发生机制主要包括以下几种。

(1)水、钠潴留:慢性肾衰竭时,肾脏排钠功能降低进而继发水潴留。患者水、钠摄入过多和低蛋白血症也可导致体内水钠潴留。水、钠潴留可引起:①血容量增多,心脏收缩加强,心排血量增加,血压升高。②动脉系统灌注压升高,反射性地引起血管收缩,外周阻力增加。③长时间血管容量扩张可刺激血管平滑肌细胞增生,血管壁增厚,血管阻力增加。上述这些因素共同促进了肾性高血压的发展。主要由水、钠潴留所致的高血压称为钠依赖性高血压。对该类高血压患者限制钠盐摄入和应用利尿药以加强尿钠的排出,可以收到较好的降压效果。

(2)肾素-血管紧张素系统活性增高:肾素-血管紧张素系统活性增高主要见于慢性肾小球肾炎、肾小动脉硬化症、肾硬化症等疾病引起的慢性肾衰竭,由于常伴随肾血液循环障碍,使肾相对缺血,激活肾素-血管紧张素系统,使血管紧张素Ⅱ形成增多。血管紧张素Ⅱ可直接引起小动脉收缩和外周阻力增加,又能促使醛固酮分泌,导致水、钠潴留,并可兴奋交感-肾上腺髓质系统,引起儿茶酚胺释放和分泌增多,故可导致血压上升。这种主要由于肾素和 Ang Ⅱ增多引起的高血压称为肾素依赖性高血压。对此类患者限制钠盐摄入和应用利尿药,不能收到良好的降压效果。只有采用药物疗法(如血管紧张素转化酶抑制药等)抑制肾素-血管紧张素系统的活性,消除血管紧张素Ⅱ对血管的作用,才有明显的降压作用。

(3)肾分泌的抗高血压物质减少:正常肾脏能生成前列腺素 I_2 和 E_2 等血管舒张物质。这些物质具有排钠、扩张血管、降低交感神经活性的作用。它们与肾素-血管紧张素系统既相互对抗又维持着平衡。所以,当肾髓质破坏时,产生抗高血压物质减少,则可促使高血压的发生。

上述 3 种机制,在肾性高血压发病中的作用,因肾疾病的种类、部位和程度不同而异。但在慢性肾疾病时,由于病变性质和部位复杂,3 种机制常同时参与作用。出现高血压后又可进一步损害肾功能,形成恶性循环。

3.肾性贫血和出血倾向

(1)肾性贫血:97%的慢性肾衰竭患者常伴有贫血。贫血程度往往与肾功能损害程度一致。有时贫血可能是严重肾衰竭的最初表现。其发生机制如下。①促红细胞生成素减少:由于肾实质破坏,促红细胞生成素产生减少,从而使骨髓干细胞形成红细胞受到抑制,红细胞生成减少。这是肾性贫血的主要原因。②血液中潴留的毒性物质:慢性肾衰竭时一些毒性产物如甲基胍对红细胞生成具有抑制作用。③造血原料不足:慢性肾衰竭患者胃肠功能减退,导致铁和叶酸吸收减少、丢失过多,造血原料不足,影响红细胞生成。另外严重的慢性肾衰竭患者还可出现铁的再利用障碍。④红细胞破坏增加:由于 ATP 生成不足以及红细胞膜上 ATP 酶活性下降,钠泵失灵,导致红细胞内钠、水含量增多,细胞脆性增加,易于溶血。PTH 也可增加红细胞脆性,而胍类物质则可引起溶血。此外,肾血管内常有纤微蛋白沉着,妨碍红细胞在血管内流动,使红细胞易受机械损伤而破裂。⑤失血:肾衰竭患者常有出血倾向与出血,因而可加重贫血。

(2)出血倾向:慢性肾衰竭患者有 17%～20% 出现皮下瘀斑、紫癜、鼻黏膜出血、牙龈出血、胃肠道黏膜出血等症状。目前研究认为,出血是因为血小板质的变化,而非数量减少所引起。血小板功能异常的表现:①血小板的黏附性降低,使出血时间延长,认为与血清肌酐浓度有相关性。②血小板在 ADP 作用下的聚集功能减退。③血小板第三因子释放受抑,使凝血酶原激活物形成减少。有证据表明,尿毒症患者血浆中胍基琥珀酸含量显著增加,抑制了患者血小板第三因子的正常释放。

五、慢性肾衰竭的防治原则

近 20 年来以来,对各种慢性疾病的一级、二级预防已引起了医学界的广泛重视。慢性肾衰竭的防治是以 CKD 的发生、发展为依据的,有效的预防治疗原则如下。

(一)积极治疗原发病与去除加重肾损伤因素

积极治疗某些原发病如慢性肾小球肾炎、肾结核等慢性肾脏疾病,可防止肾实质的继续破坏,从而改善肾功能。控制加重肾损伤的因素如感染、高血压、糖尿病等,避免使用血管收缩药物与肾毒性药物,及时纠正水、电解质和酸碱平衡紊乱,可以明显改善慢性肾衰竭患者的临床症状,延缓疾病进展。

(二)饮食控制与营养疗法

饮食控制与营养疗法是慢性肾衰竭非透析治疗最基本、有效的措施。其关键是蛋白质摄入量及成分的控制,要求采取优质低蛋白高热量饮食,保证足够的能力供给,减少蛋白质分解。其他方面还包括磷、嘌呤及脂质摄入的控制。

(三)防治并发症

防治并发症的主要原则如下。

(1)有效控制慢性肾衰竭患者的高血压,可延缓肾功能恶化,减少心力衰竭和脑血管意外的发生率,但又要注意降压速度不能太快,以保证肾灌注压不下降,避免肾功能急剧恶化。

(2)根据发生心力衰竭的具体原因进行相应的处理:限制水、钠摄入和应用利尿药,以降低心脏前负荷;应用血管扩张剂以降低心脏后负荷。纠正电解质紊乱和酸碱平衡紊乱,有利于控制心律失常和增强心肌收缩力。纠正贫血,改善心肌供养。血液净化治疗,减轻肾毒素对心肌细胞的损伤。

(3)正确使用重组人红细胞生成素,适当补充铁剂和叶酸,以治疗肾性贫血。

(4)限制食物中磷的摄入,控制钙、磷代谢失调,用维生素 D 和甲状旁腺次全切除术以治疗肾性骨病。

(5)选择有效的、肾毒性最小的抗生素控制可能出现的继发感染。

(四)透析疗法

慢性肾衰竭患者每天可从肠道排出一定量的尿素、肌酐、肌酸和磷。可利用某些药物如大黄制剂和甘露醇等刺激肠蠕动增加或提高肠道内渗透压,促进有毒代谢产物从肠道排出。肾功能严重障碍患者需采用透析疗法。透析疗法是用人工方法部分代替肾的排泄功能,但不能代替肾的内分泌和代谢功能。常用方法有血液透析和腹膜透析。

参 考 文 献

[1] 戎靖枫,王岩,杨茂.临床心血管内科疾病诊断与治疗[M].北京:化学工业出版社,2021.

[2] 刘丽梅.内科常见病诊断思维[M].北京:科学技术文献出版社,2019.

[3] 李娟.内科常见临床表现的诊断思维[M].北京:人民卫生出版社,2020.

[4] 郭海侠.内科常见疾病诊疗精粹[M].长春:吉林科学技术出版社,2019.

[5] 陈曦.消化系统疾病内科诊治要点[M].北京:科学技术文献出版社,2021.

[6] 侯平.内科诊疗技术应用[M].沈阳:辽宁科学技术出版社,2018.

[7] 苏强,王美江,刘晓青.临床内科常见疾病诊疗学[M].天津:天津科学技术出版社,2020.

[8] 刘江波,徐琦,王秀英.临床内科疾病诊疗与药物应用[M].汕头:汕头大学出版社,2021.

[9] 边容.内科常见病诊疗指南[M].长春:吉林科学技术出版社,2019.

[10] 孙久银.临床大内科常见疾病诊治[M].沈阳:沈阳出版社,2020.

[11] 张海霞,刘瑛.现代内科诊疗与护理[M].汕头:汕头大学出版社,2018.

[12] 崔振双.临床常见心血管内科疾病救治精要[M].开封:河南大学出版社,2021.

[13] 颜波.心内科临床与实践[M].天津:天津科学技术出版社,2020.

[14] 刘丹,吕鸥,张兰.临床常见内科疾病与用药规范[M].北京:中国纺织出版社,2021.

[15] 杨志宏.临床内科疾病诊断与治疗[M].长春:吉林科学技术出版社,2019.

[16] 王桥霞.临床内科疾病诊疗[M].北京:科学技术文献出版社,2020.

[17] 矫丽丽.临床内科疾病综合诊疗[M].青岛:中国海洋大学出版社,2019.

[18] 刘增玲.神经内科常见疾病诊断指南[M].长春:吉林科学技术出版社,2020.

[19] 金海燕,李华萍,普国全.实用临床内科治疗学[M].汕头:汕头大学出版社,2019.

[20] 扈红蕾.内科疾病临床指南[M].长春:吉林科学技术出版社,2020.

[21] 庞艳雷.现代实用内科诊治学[M].长春:吉林科学技术出版社,2019.

[22] 何朝文.新编呼吸内科常见病诊治与内镜应用[M].开封:河南大学出版社,2020.

[23] 张晓立,刘慧慧,宫霖.临床内科诊疗学[M].天津:天津科学技术出版社,2020.

[24] 马春丽.临床内科诊疗学[M].长春:吉林大学出版社,2020.

[25] 陈照金.内科诊疗备要[M].天津:天津科技翻译出版公司,2018.

[26] 魏佳军,曾非作.神经内科疑难危重病临床诊疗策略[M].武汉:华中科学技术大学出版社,2021.

[27] 张元玲,董岩峰,赵珉.临床内科诊疗学[M].南昌:江西科学技术出版社,2018.

[28] 苗顺.内科诊疗学[M].长春:吉林大学出版社,2020.

[29] 李晓明,徐勇,吕沐瀚.内科临床医师手册[M].北京:北京大学医学出版社有限公司,2020.

[30] 李雅慧.实用临床内科诊疗[M].北京:科学技术文献出版社,2020.

[31] 陶蕾,张东洋,孙华.内科临床诊断学[M].南昌:江西科学技术出版社,2018.

[32] 徐晓霞.现代内科常见病诊疗方法与临床[M].北京:中国纺织出版社,2021.

[33] 邹丽妍.中医内科临床实践[M].长春:吉林科学技术出版社,2020.

[34] 张盛鑫,袁林,卓志强,等.呼出气一氧化氮和潮气呼吸肺功能检测在毛细支气管炎中的应用价值[J].中国全科医学,2021,24(05):551-554.

[35] 郭荣丹,赵宇红.奥美拉唑不同联用方案治疗急性胃炎效果对比研究[J].中国药物与临床,2021,21(02):269-271.

[36] 宫健,周新玲,高新英,等.不同剂量生长抑素治疗消化性溃疡出血的疗效及其对胃肠功能的影响研究[J].中国现代医师,2021,59(10):53-56.

[37] 秦志平,孙雪,苏杭.斑点追踪成像技术对二尖瓣关闭不全患者左室扭转功能的评估价值[J].医学理论与实践,2021,34(19):3427-3428.

[38] 刘书艳,贾志英,米亚静.依那普利联合氢氯噻嗪治疗小儿急性肾小球肾炎疗效及对血清 IL-18 和 sFas/sFasL 水平的影响[J].实验与检验医学,2021,39(03):581-584.